Hilfe bei Schwindel

Erste Hilfen, Band 14

Dank

Ich darf mich ganz herzlich bei Hanna Elskamp aus Köln für das akribische Gegenlesen und die konstruktiven Änderungsvorschläge bedanken. Meiner lieben Kollegin und Malerin Dagmar Beyrau aus Wethen danke ich für viele Zeichnungen in diesem Buch.

Herzlich möchte ich mich beim Mabuse-Verlag und seinem Verleger Hermann Löffler für die Einladung zu diesem Buch bedanken. Das gesundheitspolitische Projekt und seine Zeitschrift *Dr. med. Mabuse* begleiten mich vom Beginn meines Studiums bis heute mit Anregungen, Kommentaren und Informationen für ein solidarisches Gesundheitswesen, das mehr als die Abwesenheit von Krankheit bedeuten könnte.

Mein Dank gilt auch der Lektorin Damaris Schlemmer für die Überarbeitungs-, Korrektur- und Layout-Arbeiten, die dieses Buch anschaulich und gut lesbar gemacht haben.

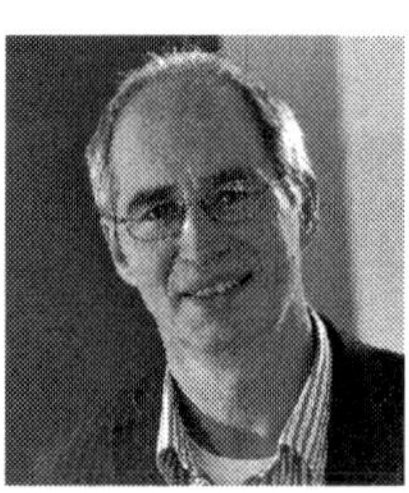

Dr. med. Helmut Schaaf, geb. 1957, ist leitender Oberarzt und ärztlicher Psychotherapeut in der Gleichgewichts-Ambulanz und Tinnitus-Klinik Dr. Hesse am Krankenhaus Bad Arolsen. Er arbeitete von 1985 bis 1994 als Facharzt für Anästhesie in Köln. Im Rahmen einer Menièreschen Erkrankung erlebte er selbst Gleichgewichtsstörungen. Seit 2009 leitet er die neurootologisch-psychosomatische Gleichgewichtsambulanz in der Tinnitus-Klinik Dr. Hesse. Er ist Autor mehrerer Bücher und wissenschaftlicher Beiträge zu den Themen Gleichgewicht und Schwindel, dem Morbus Menière, Tinnitus und Hyperakusis.
www.drhschaaf.de

Helmut Schaaf

Hilfe bei Schwindel

Gleichgewichtsstörungen erkennen und verstehen

Mabuse-Verlag
Frankfurt am Main

Bibliografische Information der Deutschen Nationalbibliothek

Die Deutsche Nationalbibliothek verzeichnet diese Publikation in der Deutschen Nationalbibliografie; detaillierte bibliografische Angaben sind im Internet unter http://dnb.d-nb.de abrufbar.

Informationen zu unserem gesamten Programm, unseren AutorInnen und zum Verlag finden Sie unter: www.mabuse-verlag.de.

Wenn Sie unseren Newsletter zu aktuellen Neuerscheinungen und anderen Neuigkeiten abonnieren möchten, schicken Sie einfach eine E-Mail mit dem Vermerk „Newsletter" an: online@mabuse-verlag.de.

2. Auflage 2023

Kasseler Str. 1 a
60486 Frankfurt am Main
Tel.: 069 – 70 79 96-13
Fax: 069 – 70 41 52
verlag@mabuse-verlag.de
www.mabuse-verlag.de
www.facebook.com/mabuseverlag

Abbildungsnachweise:
Max Brödel (1934): Abbildung 1
Dagmar Beyrau, Arolsen, Wethen: Abbildungen 2, 3, 6, 8, 11, 12, 13, 16, 18, 19, 23
Sönke Kreowski, Hamburg: Fotos zu Abbildung 5
Luisa und Jürgen Salokat, Volkmarsen: Abbildungen 7, 14, 17
Jana Holtmann, Berlin: Abbildungen 15, 20
KIMM-Logo: Abbildung 22
Helmut Schaaf, Arolsen: Foto der Abbildung 11 von einer Skulptur von Bettina Thierig, Lübeck

Umschlaggestaltung: Marion Ullrich, Frankfurt am Main
Umschlagabbildung: ©iStock.com/lopurice
Korrektorat: Inga Westerteicher, Bielefeld
Satz und Gestaltung: Björn Bordon/MetaLexis, Niedernhausen

Druck: SOL Service GmbH, Schrobenhausen
ISBN: 978-3-86321-538-5
Printed in Germany

Inhalt

Teil III: Wiederholter Schwindel

Teil IV: Störungen des Nervensystems

Teil V: Wenn es dem Gleichgewichtssystem zu viel wird

Einleitung

Unser Gleichgewicht erscheint uns als selbstverständlich gegeben – bis es aus dem Lot gerät und Schwindel auftritt. Oft dreht sich die Welt um einen herum oder eine Benommenheit bemächtigt sich des Kopfes. Manchmal scheinen auch die Beine nicht mehr zu tragen. Dann kann es sich so anfühlen, als würde man den Boden unter den Füßen verlieren.

Glücklicherweise sind die meisten Schwindelformen gutartig und lassen sich erfolgreich behandeln. Schwindel kann aber auch – ähnlich wie der Schmerz – ein Alarmzeichen für eine Erkrankung sein, die der Abklärung bedarf. Dies können relativ harmlose Blutdruckschwankungen sein, es kann sich aber auch – in zum Glück seltenen Fällen – um eine Tumorerkrankung handeln.

Da Schwindel neben einer organischen häufig auch eine psychische Komponente hat, gehen viele Schwindelformen mit meist unguten Gefühlen einher. Dabei können auch Teile des Angstsystems aktiviert werden. Alle Ebenen, die körperliche, seelische und auch die soziale, sollten bei der Abklärung eines Schwindelgeschehens mitbedacht werden.

In jedem Fall ist es hilfreich, sich selbst so weit wie möglich kundig zu machen – für sich oder für andere Betroffene. In diesem Buch erfahren Sie dafür zunächst in Teil I Wissenswertes darüber, wie unser Gleichgewicht eigentlich funktioniert, die Möglichkeiten der Diagnostik und grundsätzliche Therapieansätze.

Darauf aufbauend werden im Hauptteil verschiedenste Krankheitsbilder mit Symptomen, Diagnostik und Therapie verständlich erklärt: Teil II beschreibt die häufigsten Formen von Schwindel, Teil III beschäftigt sich mit Erkrankungen, die wiederholten Schwindel hervorrufen. Störungen am Nervensystem behandelt Teil IV. In Teil V geht es zum Abschluss um weitere schwindelauslösende Faktoren.

Mithilfe des Stichwortverzeichnisses ab Seite 132 können Sie dieses Buch auch gut zum schnellen Nachschlagen von Symptomen verwenden. Aber auch wenn der Arztbesuch noch Fragen offengelassen hat, soll Ihnen dieses Buch zum besseren Verständnis und gegebenenfalls zum Nachfragen weiterhelfen. Anregungen zum Weiterlesen finden Sie in der Literaturliste. Zur besseren Lesbarkeit verwendet dieses Buch die männliche Form. Die Angaben beziehen sich jedoch auf Angehörige beider Geschlechter.

Aber Achtung:

Das Lesen eines Buches kann keine ärztliche Untersuchung und Beratung ersetzen!

Nicht jeder Schwindel ist ein Notfall.

Wenn Ihnen aber plötzlich

- *ohne* besondere Belastung oder eine Bewegung
  (wie beim Lagerungsschwindel) länger übel oder schwarz vor Augen wird und das Herz schmerzt
- oder die Sprache nicht herauswill und ein Arm oder ein Bein nicht mehr bewegt werden kann (wenn man nicht schon vorher um seine Migräne oder Panikattacke weiß),

dann wird es Zeit für den Notarzt.

Vielleicht lesen Sie dazu erst einmal Seite 115.

Teil I:
Grundlagen

Grundlagen

Um unser Gleichgewicht aufrechtzuerhalten, benötigen wir all unsere fünf Sinne. Dabei muss fast alles intakt sein, was der Körper zur Versorgung des Gehirns braucht. Wissen sollten Sie, dass das Gleichgewicht kein statischer Zustand ist. Es muss ständig aktiv *aufrecht*erhalten und – je nach Anforderung – angepasst werden.

Wichtige Mitspieler sind:

- Zwei spiegelbildlich zueinander gelegene Gleichgewichtsorgane, die zusammen mit dem Hörorgan im Innenohr liegen (Abbildung 1). Sie vermitteln sowohl das Gefühl für Bewegungen und Beschleunigungen wie auch die Lage und Stellung im Raum.
- zwei Augen, die ein Bild des Raumes, der Bewegung und der Beschleunigung empfangen können und dies mit den Gleichgewichtseindrücken abstimmen
- Haut- und Tastorgane, die einen unmittelbaren Eindruck der Umgebung erfassen und weiterleiten können
- unzählige Körpereigenfühler, die die Lage in den Gelenken ermessen
- Muskeln, die bewegen und halten
- Herz- und Kreislaufsystem
- Essen, Trinken, Verdauen, Ausscheiden und vieles andere mehr, damit die Organe gut mit dem Notwendigen versorgt werden
- Mut, Hoffnung und Zuversicht, damit das Machbare angegangen werden kann
- ein Stammhirn und ein Kleinhirn, das nach langer evolutionärer Entwicklung ein- und ausgehende Impulse miteinander koordiniert
- ein Großhirn, das sich Gleichgewichtsanteile bewusst machen *kann*
- Mitmenschen, die das Leben ermöglichen, erschweren und verschönern können

So ist das Gleichgewicht das Ergebnis einer guten Koordination von sich oft ändernden Anforderungen und einer sinnvollen Reaktion darauf.

Kaum größer als eine Kaffeebohne: Das Gleichgewichtsorgan

Schon bevor die ersten Lebewesen die Erde bevölkerten, war die Schwerkraft wirksam. Sie ist ein beständiger Bezugspunkt. Unsere beiden Gleichgewichtsorgane weisen je fünf Sinneseinheiten auf, die uns bei der Orientierung im Hinblick auf die Schwerkraft helfen. Sie liegen – spiegelbildlich zueinander angeordnet – gut geschützt im Felsenbeinknochen, dem härtesten Knochen des Menschen (Abbildung 1).

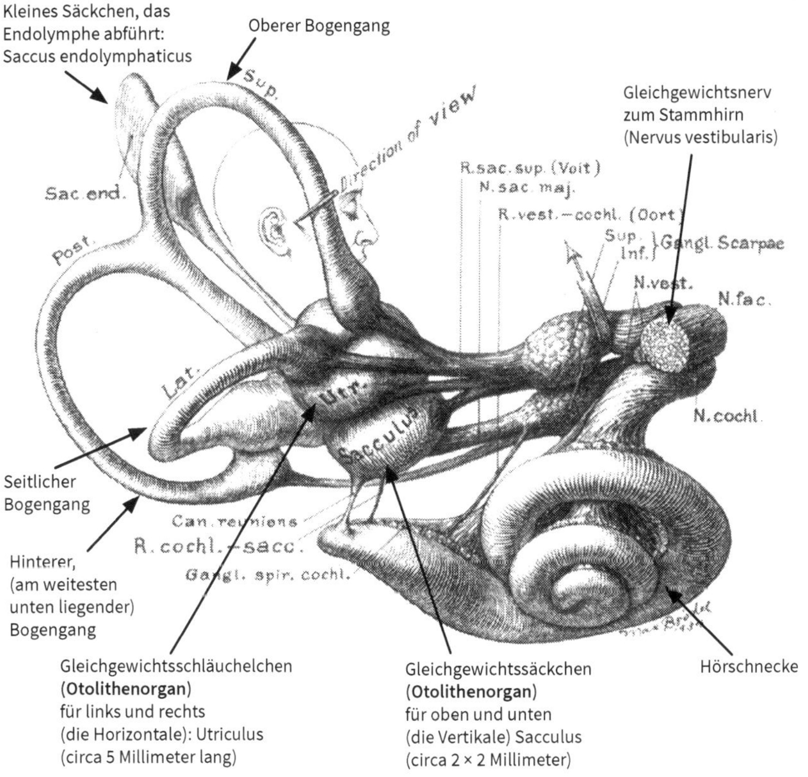

Abbildung 1

Das Gleichgewichtsorgan mit seinen Gleichgewichtssäckchen, Bogengängen und der Hörschnecke von Max Brödel (1934). Zu sehen ist auch der Mensch hinter dem Gleichgewichtsorgan.

Kalksteinchen in Gelee: Die Otolithenorgane

Die Basis der Gleichgewichtsorgane bilden zwei kleine Gleichgewichtssäckchen. Das eine wird wegen seines etwas schlauchförmigen Aussehens als kleiner Schlauch (lat.: Utriculus) bezeichnet, das andere wird Säckchen (lat.: Sacculus) genannt. Die beiden stehen nahezu senkrecht aufeinander.

In diesen beiden Organanteilen sind etwa 30.000 feine Steinchen aus Kalk (Otolithen) in eine gallertartige Membran eingelagert (Abbildung 2). In diese so beschwerte Membran ragen Sinneszellhaare. Schon die Schwere der Erdanziehung wird als Grundsignal (Ruhetonus) an das Gehirn vermittelt. Ändert sich die Lage (oben – unten, rechts – links), registriert das Gehirn die dadurch ausgelösten Veränderungen an den Sinneszellen.

Bildlich kann man sich das wie bei einer Weihnachtskugel vorstellen. Zunächst liegen die Schneeflocken auf dem Boden der Glaskugel. Dreht man sie, fallen die Schwebeteilchen in Richtung der Schwerkraft.

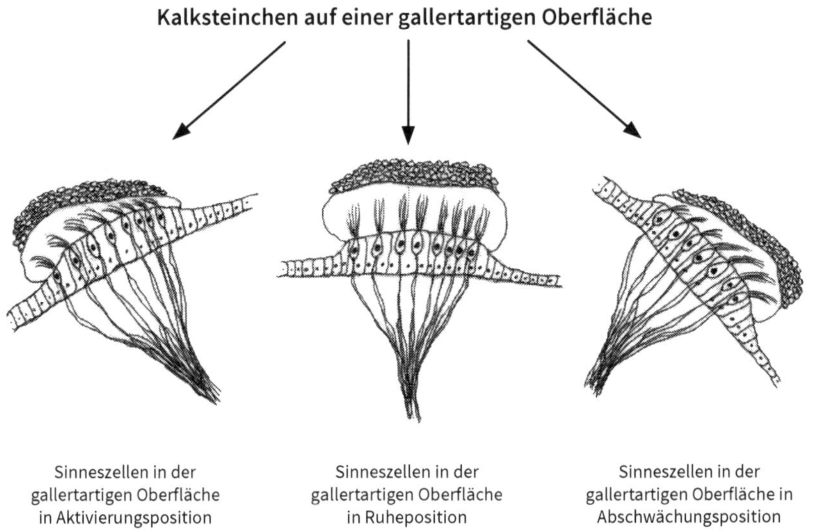

Abbildung 2

Die Otolithenorgane mit kleinsten Steinchen in einer Gallertschicht. In diese hinein ragen die Fühler (Sinneshaare) der Sinneszellen. Verändert sich die Lage im Raum, verschieben sich die Sinneszellen. Das löst den Reiz aus, der zum Gehirn weitergeleitet wird.

Wasserwaagen ohne Luftbläschen: Die Bogengänge

Von dem Gleichgewichtsschläuchelchen, dem Utriculus, gehen drei flüssigkeitsgefüllte, halbkreisförmige Schläuchelchen aus (Abbildung 1): die Bogengänge. Sie enden auch wieder – in einer kolbigen Erweiterung (Ampulle) – auf dem Utriculus.

Man kann sich die Funktionsweise der Bogengänge vereinfacht als drei in alle Richtungen des Raumes ausgerichtete Wasserwaagen vorstellen. Auch die Bogengänge sind mit einer Flüssigkeit gefüllt, der sogenannten Endolymphe. Statt einer Luftblase – wie bei der Wasserwaage findet sich ein Gallertkörper. Dieser ist oben und unten im Bogengang fixiert, so wie ein lockeres Seil, das aber an beiden Enden festgehalten wird.

In den Gallertkörper ragen die Sinneszellhaare hinein. Im Gegensatz zu den oben beschriebenen Gleichgewichtssäckchen finden sich in den Bogengängen *keine* Kalkkristalle (Abbildung 3).

Wird der Kopf aus der Ruhelage in eine Drehung versetzt, drehen sich die Bogengänge mit. Die Flüssigkeit in den Bogengängen bleibt – wegen ihrer Trägheit – zunächst in Ruhe. Der Gallertkörper aber wird durch die Flüssigkeit in den Bogengängen in die Gegenrichtung ausgelenkt, wie ein Seil im Wind. Die Bewegung des Gallertkörpers führt auch zu einer Lageveränderung der Sinneszellen. Dies wird als Information in Richtung Gehirn gesandt.

Am Beginn einer Bewegung sind die Veränderungskräfte (Beschleunigung), die auf die Sinneszellen wirken, am größten. Dies kennen Sie von einer Beschleu-

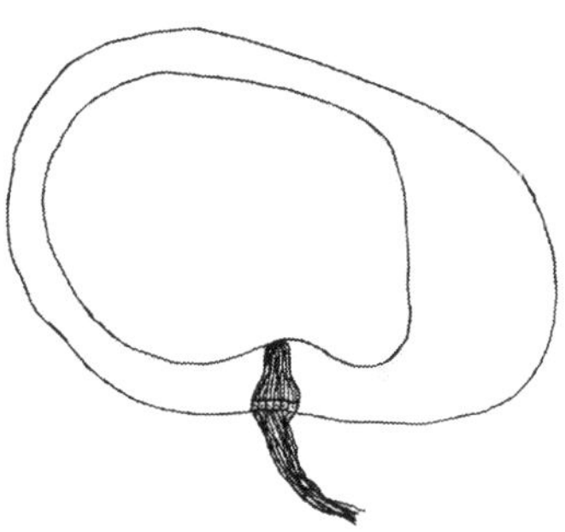

Abbildung 3

Schematische Zeichnung eines Bogengangs mit dem Gallertkörper in Ruhe

nigung beim Fahren: Dabei merkt man deutlich, dass man schneller wird. Wenn danach aus der Beschleunigung eine gleichbleibende Geschwindigkeit wird, wird diese wie eine Ruheposition wahrgenommen. Der Grund ist, dass die Flüssigkeit in den Bogengängen dann genauso schnell gedreht wird wie der Gallertkörper.

Entscheidend: Der Gesamteindruck

Im Zusammenspiel der Bogengänge und der Gleichgewichtssäckchen entsteht aus jeder denkbaren Stellung im Raum ein unterschiedliches Informationsmuster für das Gehirn. Dies wird im Gehirn als Raumeindruck ausgewertet.

Einen Gegenstand im Blick behalten: Gleichgewicht und Augenbewegungen

Der vestibulookuläre Reflex

Die Informationen aus den Gleichgewichtsorganen sind über einen sehr schnellen Reflex mit der Bewegung der Augenmuskeln verbunden. So ist es möglich, dass wir einen Gegenstand auch während einer Kopfbewegung fest im Blick halten können. Dazu müssen sich die Augen bei einer Bewegung des Kopfes um den gleichen Winkel entgegengesetzt bewegen – ohne dass wir darüber nachdenken. Die Verbindung zwischen den Gleichgewichtsorganen (vestibulo) und der Augenbewegung (okulär) ist der vestibulookuläre Reflex.

Eines der charakteristischen Zeichen dieses Reflexes ist, dass er optimal bei schneller Geschwindigkeit der Kopfbewegung funktioniert. Wenn Sie den Kopf bewegen (zum Beispiel in der „Nein-Nein"- oder „Ja-Ja"-Ausrichtung), während Sie in das Buch schauen, das vor Ihnen liegt, werden Sie dennoch in der Lage sein, die Schrift zu lesen.

Augenfolgebewegungen

Wenn aber das Buch bewegt wird und die Augen folgen müssen, wird dies deutlich schwerer. Der Weg vom Sehen über das Gehirn zurück zu den Augenbewegungen ist sehr viel aufwendiger. Damit sind die Augenfolgebewegungen auch deutlich langsamer als der schnelle, oben beschriebene Reflex von den Gleichgewichtsorganen zu den Augenmuskeln.

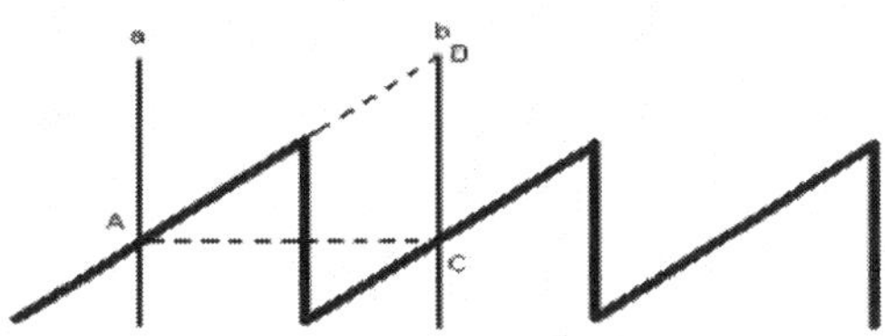

Abbildung 4

Aufzeichnung eines Nystagmus: Langsame Bewegungen wechseln sich rhythmisch mit schnellen Bewegungen ab.

Wenn es zu schnell wird: Der Nystagmus

Wenn es zu schnell geht, etwa beim Hinausschauen aus einem fahrenden Zug oder einem Karussell, können die Möglichkeiten einer langsamen Gegenbewegung der Augen überstiegen werden.

Dann müssen die Augen in einer schnellen, für den Betroffenen nicht wahrnehmbaren, Ruckbewegung zurückgestellt werden. Die rhythmische Abfolge von langsamen Augenbewegungen und schnellen Rückstellbewegungen wird medizinisch als optokinetischer Nystagmus (opto: Augen, kinetisch: bewegt) bezeichnet (Abbildung 4).

Was das Gleichgewicht noch alles braucht

Informationen von Haut, Händen und Füßen

Wichtige Informationen über den Stand, die Stellung der Gelenke zueinander und über die greifbare Umgebung erhalten wir über das Berühren und Empfinden mit Händen und Füßen. Kleinste Nervenspindelchen (sogenannte Körpereigenfühler) in den Muskeln informieren unser Gehirn über den Spannungszustand, die Stellung und die Länge von Muskeln, Sehnen und Gelenken.

Herz, Lunge, Essen und Trinken und was sonst noch wichtig ist

Die Koordination aller Informationen aus den Gleichgewichtsorganen, den Augen und den Körpereigenfühlern übernimmt das Gehirn. Meist unbewusst und in Millisekundenschnelle werden deren Informationen mit schon bekannten Bewegungserfahrungen verglichen und bewertet. Dies führt unwillkürlich – ohne dass wir darüber nachdenken müssen – zu Reaktionen in Form von Muskelaktivitäten und Augenbewegungen, um das Gleichgewicht zu halten. Daher gibt es kaum etwas, was *nicht* für die aktive Erhaltung des Gleichgewichts als Gehirnleistung vonnöten ist.

Wichtig für ein funktionsfähiges Gleichgewicht sind deswegen auch:

- Ein- und Ausatmung
- Herz und Kreislauf
- Zufuhr und Abfuhr von Kalorien und Flüssigkeit
- eine stabile Stoffwechsellage
- ein angemessener Hormonhaushalt
- Weiterleitung durch funktionstüchtige Nerven von den Füßen bis zum Gehirn und vom Gehirn bis zu den Füßen
- Menschen und Mitmenschen
- Freunde und Feinde, Gegenüber und Gegner

Und sicher könnte noch vieles andere mehr aufgezählt werden.

Das seelische Gleichgewicht

So wie es ein körperliches Gleichgewicht gibt, existiert auch ein seelisches Gleichgewicht. Eine wichtige Schnittstelle liegt im sogenannten limbischen System. In dieser Gehirnregion wird die emotionale Verarbeitung in ihren organischen Anteilen verortet. Dort werden gefühlsbetonte Impulse wahrgenommen, interpretiert und beantwortet. Dies funktioniert meistens, bevor das Bewusstsein erfährt, was geschehen ist. Erst wenn etwas Ungewohntes auftritt, muss sich das Bewusste einmischen. Immer wieder gefährdend für das seelische Gleichgewicht, aber auch als Herausforderung weiterbringend, ist die Angst. Dies gilt sowohl für reale als auch empfundene Gefahren.

Was kann das Gleichgewicht aus der Balance bringen?

Der Preis dafür, dass sich unser Gleichgewichtssystem im Lauf der Evolution immer weiterentwickelt hat, ist eine größere Anfälligkeit für Störungen.

Gleichzeitig ermöglicht seine Komplexität aber auch zahlreiche Kompensationsleistungen beim Ausfall einzelner Komponenten.

Schwindel *kann* ausgelöst werden,

- wenn eine der beteiligten Komponenten erkrankt oder gestört ist (zum Beispiel ein Lagerungsschwindel, Gleichgewichtsausfall, Migräneschwindel, Morbus Menière)
- oder wenn es Missverständnisse (Kollisionen) der verschiedenen Komponenten untereinander gibt (Höhenschwindel, Seekrankheit, neue Brille, seelische Konfusionen).

Sowohl körperliche wie seelische, aber auch moralische und soziale Komponenten können Schwindel hervorrufen. Insgesamt sind über 300 mögliche Ursachen für Schwindel bekannt. Dabei reagiert das ganze System Mensch mit Körper, Seele und Geist in und mit seiner Umgebung.

Beispiel Höhenschwindel

Beim Höhenschwindel (Acrophobie), genauer gesagt: beim Stehen vor einer großen Tiefe (nicht etwa im Flugzeug), vermitteln die Augen einen anderen Eindruck als die Gleichgewichtsorgane:

- Die Gleichgewichtsorgane signalisieren, auf festem Untergrund zu stehen.
- Die Augen, die es gewohnt sind, in einem Winkel von 150 Grad vor sich zu schauen, um eventuelle Stolpersteine zu entdecken, finden keinen Boden. Also schauen sie immer weiter nach unten – in die Tiefe. Dies führt zu einem regelrechten Sog. Diesen Sog kann man als Schwindel und Schwindel der Orientierung empfinden.

Das löst erst einmal und sinnvollerweise Angst und Vorsicht aus. Dann ist es nur vernünftig und überlebenswichtig, sich ein wenig nach hinten in Sicherheit zu bringen.

Wenn die Vermeidung von größeren Höhen – etwa aus beruflichen Gründen (zum Beispiel bei Dachdeckern) – nicht möglich ist, lässt sich der Umgang mit diesem Datenkonflikt trainieren. Das Gehirn ist in der Lage, dazuzulernen. Eine Hilfe ist dabei, nach weiter entfernt gelegenen Orientierungspunkten zu blicken, um dem Gehirn etwas an Orientierung zu bieten, was es ohne Angst verarbeiten kann. Im nächsten Schritt kann man die Aufgabe steigern und immer weiter – auf sicherem Boden! – hinunterschauen, bis eine Gewöhnung eingetreten ist.

Gefährlich ist es, sich „Mut anzutrinken". Dann wird zwar die Angst kleiner, aber auch das Gleichgewichtsvermögen.

Wer kann helfen?

Wenn es sich nicht um einen lebensbedrohlichen Notfall handelt wie beim Schlaganfall oder Herzinfarkt (siehe Seite 115), führen Schwindelbeschwerden im Allgemeinen zuerst zum Hausarzt. Das ist auch sinnvoll, wenn dies der Arzt Ihres Vertrauens ist. Er kennt Ihre Lebensumstände und Ihre bisherigen Erkrankungen am besten. So wird er einschätzen können, inwieweit er Ihnen helfen kann. Er kann aber auch – je nach Erkrankungsbild – zusätzlich die Unterstützung eines Facharztes einleiten.

- Ein *HNO-Arzt* sollte hinzugezogen werden, wenn eine Beteiligung des Gleichgewichtsorgans zu vermuten ist.
- *Internisten* sollten eingeschaltet werden, wenn weitergehende Fragestellungen bei Herz- und Kreislauferkrankungen (Herzrhythmusstörungen, Herzschwäche, Bluthochdruck, Gefäßverschlüsse) oder Stoffwechselerkrankungen (Diabetes, Schilddrüsenerkrankungen, Nebennierenschwächen, Bluterkrankung und so weiter) bestehen.
- *Neurologen* sind unverzichtbar, wenn Erkrankungen des Nervensystems wie die Multiple Sklerose, Morbus Parkinson oder Neuropathien infrage kommen.
- *Augenärzte* können helfen, wenn Schäden im Auge selbst den Schwindel verursachen.
- *Psychosomatiker* oder *Psychotherapeuten* sollten hinzugezogen werden, wenn der Schwindel länger als organisch verstehbar anhält und/oder mit einer deutlichen emotionalen Beeinträchtigung einhergeht.

Am Ende der Untersuchungskette wäre es hilfreich, wenn das Gefundene mit Ihnen so besprochen werden kann, dass Sie mit Mut und Verstand an Ihrer Gleichgewichtsverbesserung arbeiten können. Das ist dann auch schon der erste Schritt für eine gelingende Therapie.

Allgemeine Therapieansätze

Akute Hilfe

Bei einem akut auftretenden Schwindel ist man zunächst einmal froh, wenn dieser unterdrückt wird. Dafür gibt es wirksame Medikamente. Diese beeinflussen in der Regel zwar nicht die Ursache für den Schwindel, aber sie dämpfen oder unterdrücken die Schwindelwahrnehmung. Dabei machen sie mehr oder weniger müde. Das nimmt man als Patient gerne in Kauf, wenn nur der Schwindel aufhört.

Ein solcher schwindelunterdrückender Wirkstoff ist zum Beispiel Dimenhydrinat (zum Beispiel mit dem Markennamen Vomex). Dies gibt es auch als Zäpfchen. Das ist vor allem dann günstig, wenn der Schwindel mit Erbrechen einhergeht.

Bevor aber ein solches Medikament eingenommen wird, ist es von Vorteil, wenn die Ursache des Schwindels bekannt ist. Wenn der Schwindel nicht zum ersten Mal auftritt, kennen Sie diese wahrscheinlich schon und wissen, was Sie tun sollen. Immer aber müssen Krankheiten wie ein Herzinfarkt oder eine Durchblutungsstörung des Gehirns (Schlaganfall) ausgeschlossen sein. In einem solchen Fall stehen dringliche, lebensrettende Maßnahmen im Vordergrund.

Schwindelunterdrückende Medikamente sollten möglichst nicht länger als ein bis drei Tage eingenommen werden.

Danach hemmen sie eher den Kompensationsprozess des Gleichgewichtssystems, als dass sie noch nützlich sein könnten. Ebenso verzögern Alkohol, Schlafmittel (wie Phenobarbital, Chlorpromazin) und Beruhigungsmittel (wie Diazepam beziehungsweise Valium) die zentrale Kompensation.

Wissen ist schwindelmindernd

Die meisten Schwindelformen sind gutartig und können spezifisch so behandelt werden, wie es in den einzelnen Kapiteln beschrieben wird. Bei länger andauerndem Schwindel und bei wiederholten Gleichgewichtsstörungen ist es wichtig, die Erkrankung auch zu verstehen. So kann bewusst und gezielt an der Verbesserung gearbeitet werden. Selbst wenn organische Schwachstellen oder Schäden vorliegen, so hängen Verlauf, Erleiden und Erleben der Erkrankung wesentlich von der Verarbeitung und der aktiven Aneignung von Bewältigungsstrategien ab.

Trotzdem hätten viele lieber etwas, meist ein Medikament, das den Schwindel „wegmacht". Oft sind sie enttäuscht, wenn der Arzt stattdessen auf die notwendige Arbeit für ein neues Gleichgewicht hinweist – und nichts verschreibt. Dennoch kann ein hartnäckiges Bestehen auf einem Medikament dazu führen, dass dann doch etwas verschrieben wird, was zwar nicht hilft, im besten Fall aber auch nicht schadet – solange es die weiter notwendige Eigenarbeit nicht ersetzt.

Enttäuschte Hoffnungen sind eine ernsthafte Nebenwirkung.

Dauerhaft Medikamente gegen Schwindel?

Gegen den Schwindel werden zahlreiche Medikamente, etwa Betahistine, sogenannte Durchblutungsmittel wie Ginkgo oder Tebonin sowie Medikamente, die gegen Demenz wirken sollen, in fast schon peinlicher Form beworben – und verschrieben. Das Erfreulichste dabei dürfte noch sein, dass wahrscheinlich keine großartigen Nebenwirkungen zu erwarten sind.

Schwindeldämpfend können Medikamente oder Medikamentenkombinationen nur sein, wenn sie auch zur Abschwächung der Gleichgewichtswahrnehmung führen. Dabei werden Gleichgewichtsfunktionen gedämpft, die benötigt und ausgebaut werden müssen, um wieder ins Gleichgewicht zu kommen.

Wenn sie – dennoch – eine positive Wirkung zeigen, liegt das wahrscheinlich an der Tatsache, dass die Maßnahme – ärztlich überzeugend unterstützt – Zuversicht und Hoffnung auslöst, was dazu führen könnte, wieder selbst auf die Beine zu kommen.

Was hilft bis zum Beweis des Gegenteils: Gleichgewichtsrehabilitation und Abbau von Vermeidungsstrategien

Natürlich ist es verständlich, wenn sich jemand im Schwindel schont. Aber von selbst wird es meistens nicht besser. Deswegen muss das neue Gleichgewicht erst erarbeitet werden. Daher ist bis zum Beweis des Gegenteils ein gestuftes Gleichgewichtstraining hilfreich, Schwindel zu vermindern *und* die (verbleibenden) Gleichgewichtsfähigkeiten zu verbessern. Gleichgewichtsübungen können mit einfachen Fixierungsversuchen der Augen und aktiven Kopfbewegungen schon im Bett beginnen. So früh wie möglich soll dies bis zu komplexen Bewegungsabläufen gesteigert werden (siehe Übungsablauf).

Wichtig zu wissen ist dabei, dass das Gehirn herausfordernde Anreize braucht, um hinzuzulernen. Deshalb dürfen und müssen Gleichgewichtsübungen so weit gehen, dass subjektiv „Schwindel" auftreten kann. Dann kann das Gehirn in der Nacht das Hinzugewonnene abspeichern. Am Folgetag kann dann auf einer verbesserten Grundlage der nächste Schritt folgen.

Der Übungsablauf von Cawthorne und Cooksey

Grundlage der meisten Gleichgewichtsübungen ist der klassische Übungsablauf von Cawthorne (1944) und Cooksey (1946).

A) Im Bett:

1) Augenbewegungen erst langsam, dann schneller mindestens fünf Mal)
   a) rauf und runter
   b) von links nach rechts
   c) einen Finger fixieren und diesen vor- und zurückführen
2) Kopfbewegungen erst langsam, dann schneller, später mit geschlossenen Augen:
   a) den Kopf vorwärts- und rückwärtsbewegen
   b) den Kopf von links nach rechts bewegen

B) Im Sitzen:

1) Augenbewegungen erst langsam, dann schneller:
   a) rauf und runter
   b) von links nach rechts
   c) einen Finger fixieren und diesen vor- und zurückführen
2) Kopfbewegungen erst langsam, dann schneller, später mit geschlossenen Augen:
   a) den Kopf vorwärts- und rückwärtsbewegen
   b) den Kopf von links nach rechts bewegen
3) Schulter hoch- und runterbewegen und kreisen lassen
4) den ganzen Körper nach vorne führen und einen Gegenstand aufheben

C) Im Stehen:

1) Augenbewegungen erst langsam, dann schneller:
   a) rauf und runter
   b) von links nach rechts
   c) einen Finger fixieren und diesen vor- und zurückführen
2) Kopfbewegungen erst langsam, dann schneller, später mit geschlossenen Augen:
   a) den Kopf vorwärts- und rückwärtsbewegen
   b) den Kopf von links nach rechts bewegen
3) Schulter hoch- und runterbewegen und kreisen lassen
4) den ganzen Körper nach vorne führen und einen Gegenstand aufheben
5) vom Sitzen in die stehende Position gehen und umgekehrt mit offenen und geschlossenen Augen
6) in Augenhöhe einen kleinen Ball von einer Hand zur anderen Hand werfen
7) einen kleinen Ball unter dem Knie von einer Hand zur anderen Hand werfen
8) und wieder vom Sitzen zum Stehen und einmal umdrehen, nacheinander in die eine und dann in die andere Richtung

D) Mit der Gruppe:

1) Eine Person steht im Kreis und wirft den Ball einer Person zu und diese wirft den Ball zurück.
2) durch den Raum mit geschlossenen und offenen Augen gehen
3) einen Hang oder eine schiefe Ebene hinauf- und hinab- mit offenen und geschlossenen Augen gehen
4) eine Treppe mit offenen und geschlossenen Augen hinauf- und hinabgehen
5) jedes Spiel mit Geh- und Stoppbewegungen wie Bowling und alle Ballspiele

Eine ausführlichere und auf das einzelne Problem abgestimmte Therapie findet sich gut illustriert im Ratgeber des Schweizer Physiotherapeuten Stefan Schädler (siehe Literaturhinweise).

Die Erfahrung lehrt, dass eine persönliche Anleitung durch einen Menschen und die Arbeit in der Gruppe deutlich effektiver sind als die Entgegennahme von noch so gut gemachten Übungsbroschüren. Experten für die Umsetzung sind *Physiotherapeuten*. In der Bundesrepublik kann die dafür notwendige Physiotherapie „bei Schwindel unterschiedlicher Genese" (Indikationsschlüssel SO3a, Leitsymptomatik: Gang- und Standunsicherheit, Verunsicherung, Angstzustände) verordnet werden.

Aufrechterhaltende Schwindelfaktoren

Die wichtigsten Gründe für ein Nichtgelingen der Verbesserung sind:
- beruhigende oder antriebsmindernde Medikamente
- nicht üben und warten, ob sich von allein die Verbesserung einstellt
- die oft aus Angst, Unwissenheit und unterlassenen Ermutigung beibehaltene Schonung aus der Akutphase
- die Vermeidung von Aktivitäten, die eigentlich machbar wären
- eine vorbestehende psychische Erkrankung

Eine professionelle psychotherapeutische Unterstützung kann hilfreich sein, wenn die seelischen Anteile so groß sind, dass sie ein Wieder-ins-Lot-Kommen erschweren. Dabei überschneiden sich in der Praxis viele Elemente der Physiotherapie mit denen der Psychotherapie. Angegangen werden muss die aus der Angst gespeiste zunehmende Vermeidung von Aktivitäten, die eigentlich machbar sind. Dadurch, dass noch vorhandene Fähigkeiten nicht benutzt werden, werden sie verlernt.

Der Weg zu einer Diagnose

Bei vielen Schwindelerkrankungen kann schon über Ihre Schilderung des Geschehens die Diagnose gestellt werden. Dabei spielen die Art und Weise des Schwindelgeschehens, der zeitliche Verlauf sowie die Zusatzbeschwerden eine wichtige Rolle. Die darauf abgestimmten Untersuchungen sind darauf ausgerichtet, das Gleichgewichtssystem unter Belastung zu testen. Deswegen wird das Gleichgewichtssystem in verschiedenen Variationen einem Stresstest unterzogen. Das bedeutet für Sie, dass bei der Untersuchung Schwindel ausgelöst werden kann. Das ist schon für Gesunde nicht immer angenehm, es ist aber zur Klärung notwendig. In aller Regel dauert der Schwindel durch die Untersuchung auch kaum länger an als die Zeit, die für die Untersuchung nötig war.

Inzwischen ist es in darauf spezialisierten Kliniken und Ambulanzen möglich, das Gleichgewichtsorgan in allen seinen fünf Anteilen zu untersuchen. Die meisten HNO-Praxen müssen sich apparativ mit dem sogenannten kalorischen Test begnügen. Neurologen können sich für ihre Fragestellungen weitestgehend auf eine neurologische Untersuchung verlassen, insbesondere der Augenbewegungen und des Gangs. Dabei nutzen sie unter anderem einen Reflexhammer, eine Taschenlampe, spitze Gegenstände wie einen Zahnstocher und eine Stimmgabel.

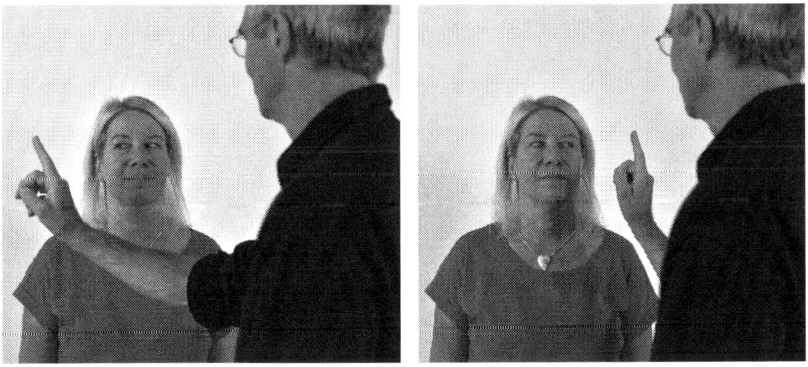

Abbildung 5

Untersuchung der schnellen Augenbewegungen. Dabei soll jeweils schnell zu der Seite geschaut werden, auf der der Finger erhoben wird.

Untersuchung der Augenfolgebewegungen

Die Untersuchung der Augenfolgebewegungen ist wichtig, um Hinweise auf eine mögliche Beteiligung der Strukturen im Gehirn zu erkennen.

Dabei achten die Untersucher unter anderem auf folgende Aspekte:

- Zeigt sich bei Ihnen schon in Ruhe ein Augenzittern (ein sogenannter *Spontannystagmus*)?
- Wenn sich kein Spontannystagmus finden lässt, wird man prüfen, ob durch schnelle Kopfbewegungen ein Augenzittern ausgelöst werden kann (*Provokationsnystagmus*).
- Man wird Sie bitten, langsam der Bewegung eines Gegenstandes zu folgen, im einfachsten Fall dem Finger des Untersuchers. Geachtet wird darauf, ob dabei *Blicksprünge* zu erkennen sind, wenn die Augen nicht mehr exakt mitkommen können.
- Ebenfalls wird man Sie bitten, schnellen Bewegungen zu folgen. Geachtet wird darauf, ob die Augenbewegung nachhinkend ist oder über das Ziel hinausgeht (Abbildung 5).

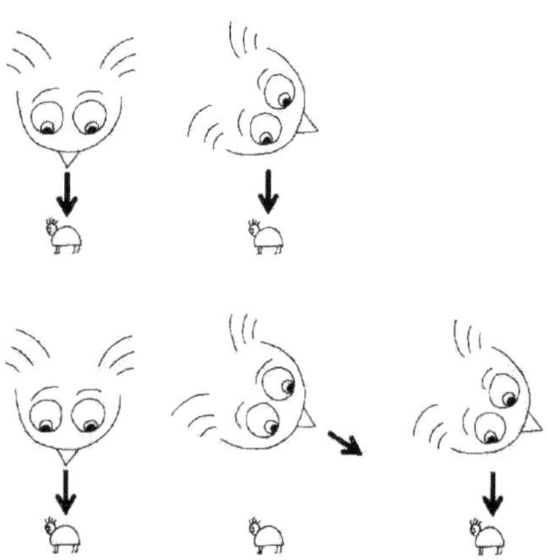

Abbildung 6

Oben: Ausreichender Reflex: Augen bewegen sich gleichförmig gegen die Kopfrichtung.
Unten: Aufgrund eines fehlendenden Reflexes gehen die Augen mit der Kopfbewegung mit und es wird eine Rückstellbewegung nötig, um den Festpunkt zu fixieren.

Der Kopf-Impuls-Test

Nach einer schnellen Kopfbewegung in einer Ebene können die Augenbewegungen verfolgt werden. Dazu führt der Untersucher eine kurze und sehr kleine, aber ruckartige (schnelle) Bewegung Ihres Kopfes (Impuls) durch. Keine Angst: Die Untersucher werden vorher in Ruhe und langsam die Beweglichkeit überprüfen.

Bei einem funktionsfähigen Reflex vom Gleichgewichtsorgan zu den Augenmuskeln kann der Patient trotz der raschen Bewegung einen festen Punkt – zum Beispiel die Nase des Untersuchers – im Blick halten (Abbildung 6 oben). Dann haben sich die Augen mit der gleichen Geschwindigkeit, aber entgegengesetzt zum Drehimpuls bewegt.

Ist das Gleichgewichtsorgan geschädigt oder hat sich noch nicht ganz erholt, erlebt der Untersuchte einen Blicksprung (Abbildung 6 unten). Dann gehen die Augen zu weit mit in die Drehrichtung und es braucht eine Bewegung zurück (Rückstellbewegung), um das Ziel zu fixieren.

So können geübte Untersucher mit dem Kopf-Impuls-Test seitengetrennt Aussagen für alle drei Bogengangsrichtungen machen. Dadurch wird eine Einschätzung möglich, ob eine Beeinträchtigung des (peripheren) Gleichgewichtsorgans vorliegt.

Man kann dies auch mit einer speziellen Maskenkonstruktion als Film aufzeichnen und auswerten. Mit diesen Video-KITs erkennt man auch kleinere Abweichungen, die dem menschlichen Auge, in diesem Fall des Untersuchers, entgangen sein könnten.

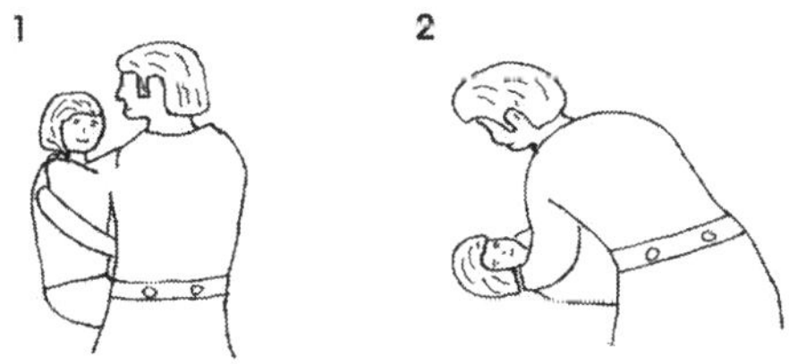

Abbildung 7

Diagnostische Lagerung: Man schaut zu einer Seite und lässt sich dann nach hinten (be)gleiten. Dies sind schon zwei Schritte im Rahmen des Befreiungsmanövers nach Epley.

Lagerungsuntersuchung

Die wohl häufigste organische Schwindelform kann mit einem Lagerungsmanöver erkannt werden (siehe Abbildung 7). Dazu schauen Sie den Untersucher im Sitzen auf einer Liege nach einer kleinen Kopfdrehung zu einer Seite an. Sie werden dann in dieser Kopfposition gehalten und der Kopf wird nach unten geführt. Ein Lagerungsschwindel wird für den Untersucher anhand des dafür typischen Augenzitterns (Nystagmus) sichtbar (siehe Seite 18). Betroffene erleben dies in einem an- und abschwellenden Schwindel.

Steh- und Gehuntersuchungen

Beobachtet wird das Stehen auf beiden Beinen, zunächst mit offenen, dann mit geschlossenen Augen. Bei einem Schaden in einem Gleichgewichtsorgan würden die Betroffenen ohne Absicherung zu einer Seite fallen. Eine Steigerung dieses Tests ist die sogenannte Tandemposition (Abbildung 8). Dabei sollen Sie einen Fuß dicht hinter den anderen stellen, sodass die Zehen des hinteren Fußes die Ferse des vorderen berühren. Das ist auch schon für viele Gesunde schwierig. Deswegen sichern die Untersucher diese Position mit ihren Armen ab. Wenn

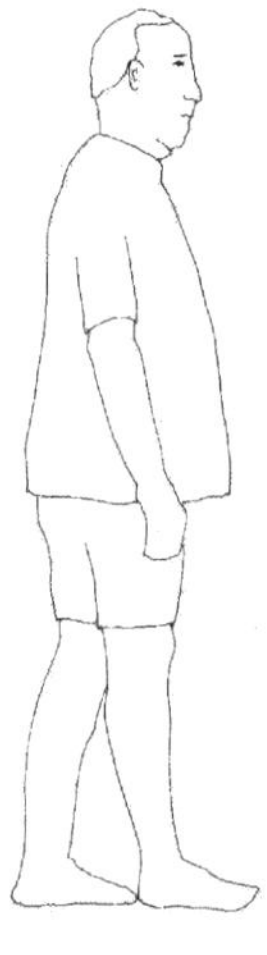

Abbildung 8

Die Tandemposition: Die Ferse des vorderen Fußes berührt die Zehen des hinteren Fußes.

diese Aufgabe auch mit geschlossenen Augen gelingt, darf man anhaltsweise davon ausgehen, dass die Gleichgewichtsorgane ausreichend arbeiten. *Gangunsicherheiten* finden sich bei einer großen Anzahl von neurologischen Erkrankungen wie der Polyneuropathie (siehe Seite 100).

Die apparative Standarduntersuchung: Kalorische (thermische) Prüfung

Eine grundlegende Untersuchung ist die seitengetrennte Spülung mit kaltem (30 °C) und warmem Wasser (44 °C). Dabei wird Ihnen zuerst warmes und nach einer Pause auch kaltes Wasser in den äußeren Gehörgang geleitet. Das löst bei einem funktionsfähigen Gleichgewichtsorgan einen Reflex des seitlichen Bogengangs zu den Augenmuskeln aus. Dabei erfolgt ein Augenzittern (Nystagmus).

Wenn Ihnen dabei für eine Zeit lang schwindelig wird, ist das ein Zeichen dafür, dass das geprüfte Gleichgewichtsorgan arbeitet.

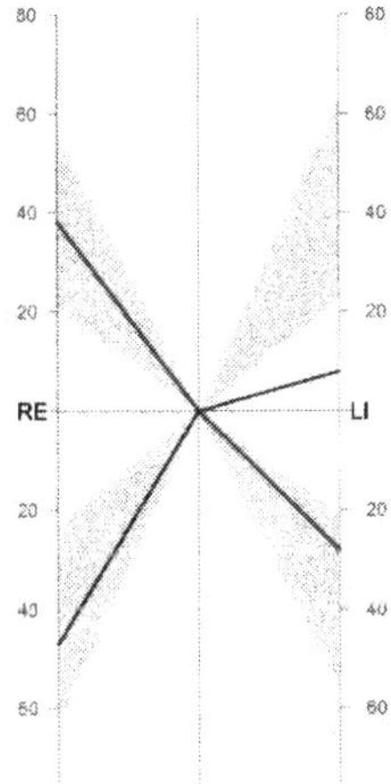

Abbildung 9

Auswertung einer kalorischen Prüfung: Eingetragen ist die Anzahl der Augenbewegungen für die Reaktion auf das warme Wasser (im Bild links oben und rechts unten) und den Kaltreiz (im Bild rechts unten und links oben). Man sieht, dass für eine Seite sehr viel weniger Augenbewegungen gezählt wurden. Dies spricht für eine Störung des linken Bogengangs.

Aufzeichnet werden die Anzahl der Ausschläge pro Minute (Abbildung 9). Dies wird im Seitenvergleich ausgewertet. So kann die Funktionsfähigkeit eines seitlichen Bogengangs *im Vergleich* zur anderen Seite abgeschätzt werden.

Mit dem im Vergleich zur Körpertemperatur wärmeren und kälteren Reiz wird die Ansprechbarkeit des Gleichgewichtsorgans auf sehr niederfrequente Impulse (0,003 Hertz) geprüft. Da nur der seitliche Bogengang erfasst wird, bekommen wir nur eine Information über diesen Anteil, also über 20 Prozent des Gleichgewichtsorgans. Dennoch ist diese Untersuchung wichtig, weil sie es ermöglicht, eine Aussage über die betroffene Seite zu machen. In der Diagnostik des Morbus Menière ist insbesondere der Vergleich mit den Ergebnissen des Kopf-Impuls-Tests von Bedeutung.

Zusatzuntersuchungen

Die Aufzeichnung des Stehvermögens: Posturografie

Posturografie bezeichnet die Aufzeichnung der Haltung (engl.: posture). Das Grundkonzept ist die Messung des Fußdrucks während des aufrechten Stehens auf einer speziell dafür empfänglichen Platte, die in etwa die Konstruktion mehrerer Waagen beinhaltet.

Zuerst stellen Sie sich dazu mit offenen Augen auf eine feste Platte. Dabei werden Ihre Steh- und Bewegungseindrücke registriert. Dem schließt sich das Stehen mit geschlossenen Augen an. Beide Untersuchungen werden danach auf einer weichen Unterlage durchgeführt. Die Untersuchung liefert Erkenntnisse über eventuelle Störungen des Zusammenspiels zwischen Körpereigenfühlern, Augen und Gleichgewichtsorgan sowie den muskulären Antworten auf Abweichungen von Gleichgewicht. Dies ist vor allem dann hilfreich, wenn man den Verlauf nach einer Gleichgewichtsstörung erfassen möchte.

Die Untersuchung im Drehstuhl: Rotatorische Prüfung

Mit einem Drehstuhl kann die *beidseitige* Funktionsfähigkeit der Reflexe vom seitlichen Bogengang zu den Augenbewegungen geprüft werden. Anders als bei der Spülung mit kaltem und warmem Wasser wird hier die Funktionsfähigkeit beider Gleichgewichtsorgane nicht einzeln, sondern zusammen geprüft.

Dazu werden Sie in einen fest verankerten Drehstuhl gesetzt und bekommen eine Videobrille. Der Stuhl dreht Sie dann mit gut aushaltbaren Frequenzen von 0,5 bis 1 Hertz. Mit der Videobrille werden Ihre Augenbewegungen erkannt, aufgezeichnet und ausgewertet. Wegen des erheblichen räumlichen und finanziellen Aufwandes ist diese Untersuchung in Deutschland nicht weitverbreitet. Hilfreich kann sie sein bei spezifischen Fragestellungen (etwa bei entsprechenden Anfragen an die Funktionsfähigkeit des Gleichgewichtssystems und bei Fragen der Berufstätigkeit).

Brummtöne zum Gleichgewichtsorgan: Vestibulär evozierte myogene Potenziale

Inzwischen können auch Funktionen der Otolithenorgane, des Sacculus und des Utriculus, getestet werden: Dazu nutzt man die Möglichkeit der beiden Gleichgewichtssäckchen (vestibulär), auf sehr tiefe Töne mit einer messbaren Muskelreaktion zu antworten (evozierte myogene Potenziale).

Bei der Prüfung des Sacculus werden Ihnen per Kopfhörer sehr tiefe Töne als „Klicks" eingespielt. Diese beeinflussen über einen Reflexbogen – wenn auch nur minimal - den großen Halsmuskel. Diese kleine Änderung ist aber mit einem dafür geeigneten Spezialgerät, wie bei einem Elektrokardiogramm, messbar. Ebenso können seitengetrennte Informationen über den Utriculus gewonnen werden. Hier führen die tiefen Töne über einen Reflexbogen zu einer Änderung des Spannungszustands der unteren Augenmuskeln auf der gegenüberliegenden Seite.

Hörtest

Ein Hörtest ist - spätestens - sinnvoll, wenn der Schwindel mit Hörveränderungen einhergeht. Bei dieser Untersuchung testet man, ab welcher Lautstärke ein Ton wahrgenommen werden kann. Optimal findet sich keine Abweichung von der sogenannten Nulllinie. Dann hört man Töne wie ein durchschnittlicher Jugendlicher.

Die kleinen Abweichungen von der Nulllinie im linken Bild der Abbildung 10 sind für Ältere normal. Rechts sind wiederholte Testungen aufzeichnet. Sie zeigen wechselnde Hörverluste um 40 bis 65 Dezibel im Bereich der tiefen Frequenzen.

Beim Morbus Menière zeigt sich unter anderem typischerweise ein flacher, meist aber muldenförmiger Hörverlust im Tiefton- und unterschiedlich aus-

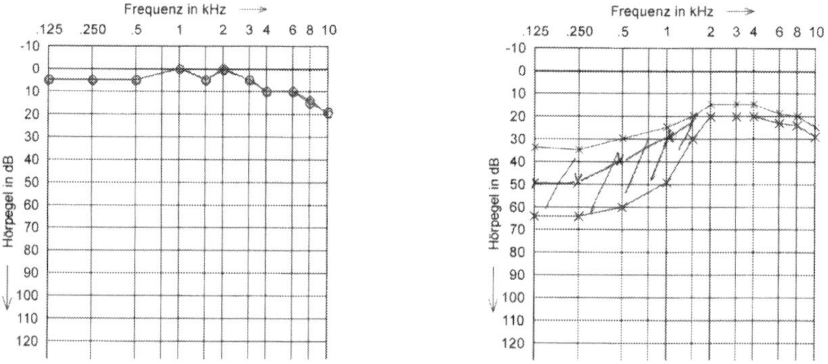

Abbildung 10

Links: Normalbefund bei gutem Hören

Rechts: schwankende Tieftonverluste um einen mittleren Hörverlust

geprägt auch im Mitteltonbereich. Bei Störungen wie der Migräne oder beim Lagerungsschwindel findet sich typischerweise keine anhaltende oder gar fortschreitende Hörveränderung.

Luftleitung und Knochenleitung

Normalerweise testet man das Hörvermögen über die Luft, wie im richtigen Leben. Dazu wird Ihnen ein Kopfhörer aufgesetzt und es werden Töne vorgespielt. Damit testet man die ganze Kette vom Außenohr über das Trommelfell und die Mittelohrknöchelchen bis zum Innenohr.

Mit der sogenannten Knochenleitung kann man das Mittelohr umgehen. Man setzt dazu statt des Kopfhörers einen Schallknopf an den knöchernen Warzenfortsatz direkt hinter den Ohrläppchen. So kann man herausfinden, ob es Probleme im Mittelohr gibt oder Zeichen einer Perilymphfistel (siehe Seite 84) bestehen.

Bildgebende Verfahren: Computertomografie (CT) oder Magnetresonanztomografie (MRT)

Bildgebende Verfahren sind bei der Schwindelabklärung selten nötig, außer bei einem Verdacht auf Tumore oder einen Schlaganfall. Tumore können mithilfe einer Computertomografie oder einer Magnetresonanztomografie schon ab einer Größe von zwei Millimetern erkannt werden.

Handanlegen: Die manualtherapeutische Untersuchung

Manualtherapeuten untersuchen die Funktion und die Beweglichkeit der Wirbelsäule in jedem Wirbelabschnitt. Beurteilt werden der Bewegungsgrad und die Bewegungsqualität der einzelnen Abschnitte. So kann man prüfen, ob zum Beispiel ein Gelenk übermäßig oder eingeschränkt beweglich ist. Strittig ist, wie der Bezug zu den meisten Schwindelarten ist (siehe Seite 90).

Die Erfassung der emotionalen Verarbeitung

Noch wichtiger als die Erhebung des organischen Anteils der Schwindelerkrankung ist das Gespräch mit Ihnen für die Erfassung der psychischen Komponente.

Die Kernfrage ist, ob die organisch fassbaren Anteile ausreichen, um den Schwindel allein oder überwiegend zu erklären. Dazu müssen die organischen Anteile und die Vorgeschichte bekannt sein. Zusätzlich muss der Untersucher aber auch ein Ohr für den Patienten haben.

Ärztliche und psychologische Psychotherapeuten und Psychosomatiker suchen dabei – *mit Ihnen!* – über den organischen Befund hinaus nach der Bedeutung, aber auch nach den Folgen der Krankheit für Sie und Ihr Erleben. Sie erforschen mit Ihnen, welche Situationen dazu führen, dass sich die Symptome verschlechtern oder verbessern. Sie fragen nach den Gefühlen und Erinnerungen in solchen Situationen. Dieses Gespräch ist nicht durch psychologische Fragebögen und Tests zu ersetzen. Sie können aber den Untersuchern zusätzliche Hinweise geben. Hilfreich sind sie auch bei der Verlaufskontrolle.

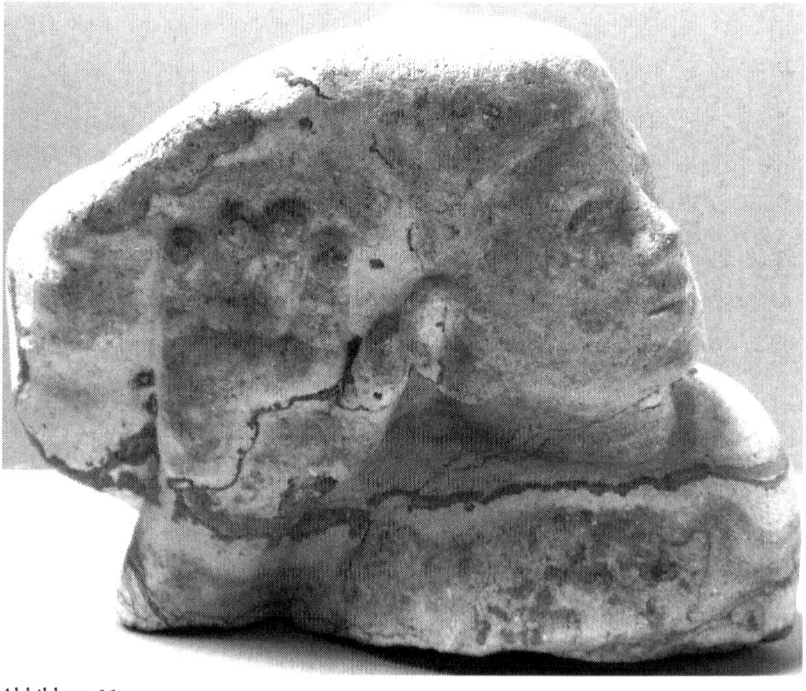

Abbildung 11

Zuhören können ist eine wichtige Grundlage für die Erfassung der emotionalen Verarbeitung (Foto einer Skulptur von B. Thierig, Lübeck).

Gleichgewichtstagebuch statt Schwindeltagebuch

Ich bitte die Patienten, die Häufigkeit des Auftretens, die zeitliche Dauer und die unterschiedliche Intensität ihres Schwindels – zum Beispiel auf einem ganzseitigen Ausdruck wie in der folgenden Tabelle – festzuhalten.

Datum	Zeit	Dauer in Minuten	Charakter des Schwindels	Subjektive Stärke (0 – 100)	Auslöser	Begleit-umstände	Was ist danach passiert?

Mögliche Schwindelarten können sein
D = Drehschwindel (wie auf einem Karussell)
S = Schwankschwindel (wie auf einem Schiff)
B = Benommenheitsgefühl
G = Gangunsicherheit
? = unklares Gefühl; Schwarzwerden vor Augen, Bewusstseinsverlust

Am günstigsten ist es, das Geschehen kurz in eigenen Worten zu vermerken.

Auslöser: Kopfbewegung, Lagewechsel des Kopfes, Aufstehen, spezielle Situation (zum Beispiel Einkaufen, enge Räume), Überanstrengung, Ruhe

Begleitende Beschwerden können sein: Kopfschmerzen, Hör- oder Sehstörung, Übelkeit/Erbrechen, Licht- oder Geräuschempfindlichkeit, Flimmern vor den Augen, Stand- und Gangunsicherheit, Herzrasen, Atemnot, Schwitzen, Angst

Danach: zum Beispiel Lagerungsmanöver, Schmerzmittel, Medikament gegen Übelkeit, Blutdruck- oder Blutzuckerwerte

Bis zur endgültigen Diagnosefindung und gegebenenfalls auch für die Erfassung des Verlaufs und des Therapieerfolges kann ein Gleichgewichtstagebuch zur Aufzeichnung von Häufigkeit und Dauer des Schwindels hilfreich sein.

Der Nachteil kann sein, dass dadurch die Aufmerksamkeit für Schwindelgefühle erhöht werden kann, die sonst nicht als krankhaft wahrgenommen worden wären.

Das Wichtigste kommt zum Schluss: Werten und Zuordnen

Am Ende müssen alle Befunde – die organischen und die psychischen – gemeinsam und stimmig aufeinander bezogen bewertet und besprochen werden. Kein Befund alleine stellt schon eine Diagnose dar. Wichtiger als die noch so genaue Erfassung einer Seite ist der Seitenvergleich.

Auch wenn wir inzwischen immer mehr Detailwissen haben können, machen die Details nur im Zusammenhang mit den anderen Komponenten des Gleichgewichtssystems Sinn.

Teil II:
Die häufigsten Schwindelformen

Bewegungsabhängiger kurzer Drehschwindel: Der gutartige Lagerungsschwindel

Das Wichtigste auf einen Blick

- Der gutartige Lagerungsschwindels ist bewegungsabhängig. Er tritt zum Beispiel auf beim Drehen des Kopfes sowie beim Bücken und Hinlegen zu einer Seite.
- Er setzt mit einer kurzen Verzögerung nach der Kopfdrehung ein.
- Er wird als heftiger Drehschwindel erlebt.
- Er ist von kurzer Dauer.
- Danach kann man sich noch länger unsicher fühlen.
- Von außen betrachtet sieht man schnelles Augenzittern (Nystagmus) in eine Richtung.
- Die Wahrscheinlichkeit, einen Lagerungsschwindel zu erleben, steigt
    - mit dem Alter,
    - nach einem Unfallgeschehen mit Kopfstoß,
    - nach längerer Erkrankung mit Bettruhe,
    - nach einer „bohrenden" Zahnarztbehandlung,
    - nach einem vorangegangenen, einseitigen Gleichgewichtsausfall.

Der gutartige Lagerungsschwindel ist gut therapierbar

Unsere beiden Gleichgewichtsorgane ermöglichen uns eine Orientierung im Raum. Wie schon in Teil I ausführlicher beschrieben, liegen die Sinneszellen der beiden Gleichgewichtssäcken unter einer Schicht kleinster Kalksteinchen, sogenannter Otolithen. Die darauf ansetzenden Bogengänge funktionieren wie drei Wasserwaagen – ohne diese Steinchen. Was nun gar nicht vorkommen soll, ist, dass sich die kleinen Kalksteinchen aus den Gleichgewichtssäckchen in die Bogengänge verirren.

Das machen sie aber fast immer. Das liegt daran, dass die Übergänge von den Gleichgewichtssäckchen zu den Bogengängen nicht hundertprozentig dicht sind. So kommt es immer mal wieder vor, dass kleinere Mengen der Kalksteinchen in den Bogengang rutschen. Das trifft vorzugsweise den am weitesten unten liegenden, hinteren Bogengang. Wahrscheinlich werden Sie mehrmals am Tag Ihre Position wechseln und sich auch mal hinlegen und wieder aufstehen. Dabei verschieben sich die kleinen Kalksteinchen und finden sich am Ende des Tages normalerweise wieder da, wo sie herkommen (siehe Abbildung 12).

Die Kalksteinchen können aber im hinteren Bogengang verweilen, zum Beispiel wenn Sie bei längerer Krankheit zu lange gelegen haben. Wenn man einen Stoß an den Kopf bekommen hat oder der Zahnarzt in Kopfhängelage länger gebohrt hat, können mehrere dieser Kalksteinchen in den hinteren Bogengang gelangen. Nach einer Erkrankung eines Gleichgewichtsorgans (siehe Seite 53) stellt sich immerhin in einem Drittel der Fälle ein Lagerungsschwindel ein. Zudem werden mit zunehmendem Alter die Übergänge fließender. Dann rieselt tatsächlich der Kalk in den am weitesten unten liegenden Bogengang.

Wenn so eine kritische Masse überschritten wird, können diese Teilchen entlang der Schwerkraft Auslenkungen des Gallertkörpers nach sich ziehen (siehe

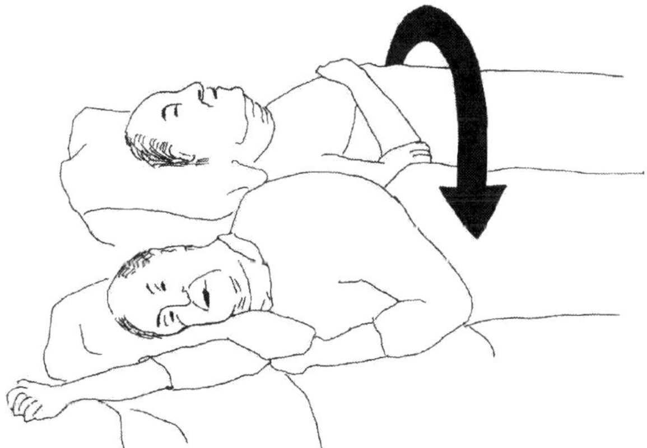

Abbildung 12

Beim Drehen auf eine Seite kann ein Lagerungsschwindel auftreten.

Abbildung 13). Das Gehirn kennt diese Aktivierung der Sinneszellen aber nur bei Bewegungsimpulsen. Diese führen über einen Reflex (siehe Seite 17) zu entgegengesetzten Augenbewegungen. Deswegen kommt es bei einer Lageänderung zu der betroffenen Seite zu schnellem Augenzittern (einem Nystagmus), sobald die Kalksteinchen heruntersinken. Das führt mit einer kurzen Verzögerung zu dem zwar kurzen, aber meist heftigen Drehschwindel.

Empfunden wird das typischerweise als eine sich drehende Welt – in eine Richtung. Meist ist dies verbunden mit Übelkeit, oft auch Erbrechen. Dieser Schwindel endet, wenn die Kalksteinchen wieder an der tiefsten Stelle angekommen sind. Das dauert meist nicht länger als eine Minute.

Da der ganze Mensch an seinem Innenohr hängt und mitreagiert, führt dies verständlicherweise auch zu Angst und Unsicherheit. So bleibt zwischen den Attacken oft eine leichte Gangunsicherheit bestehen.

Einmal erkannt, ist der gutartige Lagerungsschwindel in aller Regel besser therapierbar als jeder andere Schwindel. Mit gezielten Lagerungsmanövern können die Kalksteinchen (Otolithen) wieder in das Gleichgewichtssäckchen (Utriculus) zurückgeleitet werden.

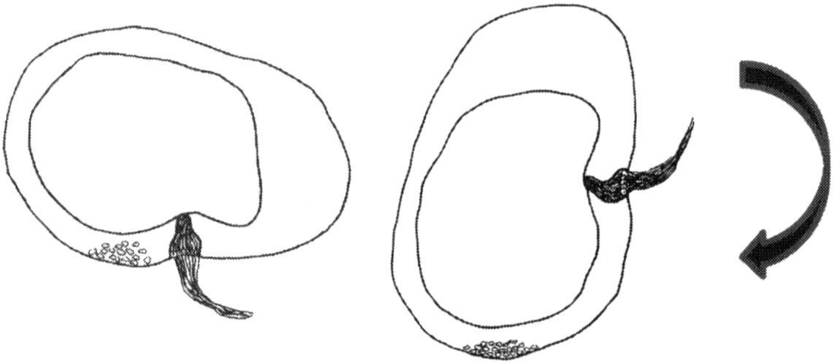

Abbildung 13

Links: Querschnitt durch den hinteren Bogengang: Zu sehen ist ein Gallertkörper in Ruhe. Darin haben sich die kleinen Kalksteinchen (Otholiten) aus dem Gleichgewichtssäckchen (Utriculus) abgesetzt.
Rechts: Wird der Kopf von vorne nach hinten – oder umgekehrt – bewegt, entsteht durch das Herabsinken der schwereren Steinchen ein Sog auf den Gallertkörper.

Diagnostik

Meist ist die Schilderung der Schwindelempfindungen so charakteristisch, dass sie direkt auf den Lagerungsschwindel hinweist. Um die Diagnose zu sichern, muss man Hand anlegen und den Patienten lagern. Wenn dabei die typischen schnellen Augenbewegungen auftreten, ist die Diagnose so gut wie gesichert.

Achtung: Ausschließen muss man einen akuten Gleichgewichtsausfall (siehe Seite 53) oder eine Migräneattacke (siehe Seite 60). Wenn man bei diesen Krankheiten eine Lagerung durchführt, verstärkt sich auch der Schwindel. Aber: Er hält länger an. Deswegen muss man vor dem Manöver nach Augenzittern (Nystagmus) schauen. Nicht notwendig sind mehr oder weniger aufwendige apparative Untersuchungen, da diese nicht die Lageänderung erfassen.

Wer kann helfen?

Der gutartige Lagerungsschwindel könnte schon vom Hausarzt erkannt werden. Hals-Nasen-Ohren-Ärzte und Neurologen kennen das Krankheitsbild. Dennoch wird das Lagerungsmanöver (zu) oft nicht durchgeführt. Manchmal bekommt man eine Anleitung in die Hand oder wird auf eine solche verwiesen. Noch ungünstiger ist, in Verkennung der Ursache „Schwindel-Medikamente" verschrieben zu bekommen.

Die Gründe dafür sind vielfältig. Oft bleibt bei einem eng getakteten Arbeitsalltag in einer Kassenpraxis kaum Zeit für eine solche, manchmal länger dauernde Therapie. Zudem kann es bei dem Lagerungsmanöver zu Übelkeit mit Erbrechen und Angst kommen. Auch das braucht eine zeitintensive Zuwendung. Darüber hinaus haben viele ältere Patienten, also die meisten Patienten mit Lagerungsschwindel, zusätzlich noch eine Herz- oder Lungenkrankheit. Auch dies muss beim Lagern beachtet werden. Zudem sind manche Patienten so schwer, dass man schon körperlich Mühe hat, das Manöver gut zu Ende zu bringen.

Manche Ärzte helfen sich damit, dass sie dieses Manöver als Individuelle Gesundheitsleistung abrechnen (IGeL) und/oder durch eine geschulte Arzthelferin durchführen lassen. Hilfreicher ist es oft, ein Rezept für Physiotherapeuten (Krankengymnastik) ausgestellt zu bekommen. Viele Physiotherapeuten beherrschen das Lagerungsmanöver und haben durch das Rezept die dazu notwendige Zeit. Oder – man hilft sich selbst (siehe Seite 49)!

Therapie

Das Lagerungsmanöver nach Epley

Wenn sich der Behandler in der Lage sieht, ein Lagerungsmanöver durchzuführen, und der Patient sich darauf einlässt, kann meist effektiv geholfen werden. Wie in Abbildung 14 für das Manöver nach Epley zu sehen ist, besteht dies aus einer Abfolge von Bewegungen:

So schaut man – Aug in Aug – zu einer Seite (Ausgangsposition 1). Dann lässt man sich nach unten führen (Position 2). Am besten ist es, wenn der Kopf auch noch in eine Hängelage kommen kann. Jetzt gilt es, mindestens eine Minute zu warten, bis alle Steinchen an die tiefste Stelle gesunken sind. In dieser Zeit kommt es zu dem Augenzittern. Gleichzeitig wird meist noch einmal Schwindel ausgelöst.

Wenn man die Augen offen halten kann, scheint sich alles Richtung Fußboden zu drehen. Auch wenn das unangenehm ist, muss man noch einmal dadurch, um danach immer weniger Schwindel zu bekommen. Hilfreich ist es, während des Schwindels von 10 bis 0 langsam herunterzuzählen. Nach dieser Zeit ist der

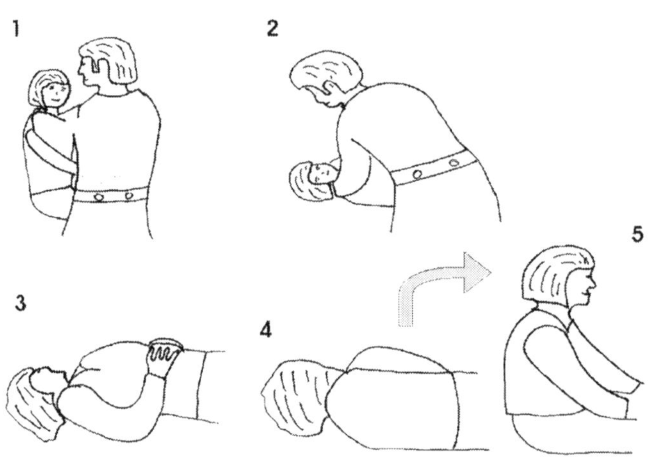

Abbildung 14

Das Manöver nach Epley bezeichnet eine Bewegungsabfolge, in der der hintere Bogengang entsprechend seiner räumlichen Ausrichtung durchbewegt wird. Sie besteht aus einer Reihe aufeinander abgestimmter Kopfbewegungsmanöver in jeweils 90-Grad-Schritten.

Schwindel meist vorbei, zumindest aber weniger schlimm. Dennoch kann in wenigen Fällen auch Erbrechen auftreten.

Dann dreht man – in dieser Lage verbleibend – den Kopf zur anderen Seite (Position 3). Wieder gilt es, mindestens eine Minute zu warten, bis alle Steinchen an die tiefste Stelle gesunken sind. In dieser Zeit kommt es zu dem Augenzittern. Diesmal scheint sich bei offenen Augen alles nach oben zu drehen.

Um in Position 4 zu kommen, dreht man jetzt auch den Körper – vom Hals abwärts – auf die andere Seite. Die Knie werden so weit wie möglich angezogen. Jetzt sollte kein Augenzittern aufkommen. Das ist die Ausgangsposition für den letzten Teil des Befreiungsmanövers: Aus dieser Seitenlage kommt man in die sitzende Lage (Position 5). Idealerweise rutschen jetzt viele Kalksteinchen dahin, wo sie hergekommen sind – in das Gleichgewichtssäckchen. Dabei kann man noch einmal Schwindel spüren.

Dieses Manöver wird drei Mal durchgeführt – und möglichst in den nächsten Tagen eigenständig wiederholt, bis Schwindelfreiheit eintritt.

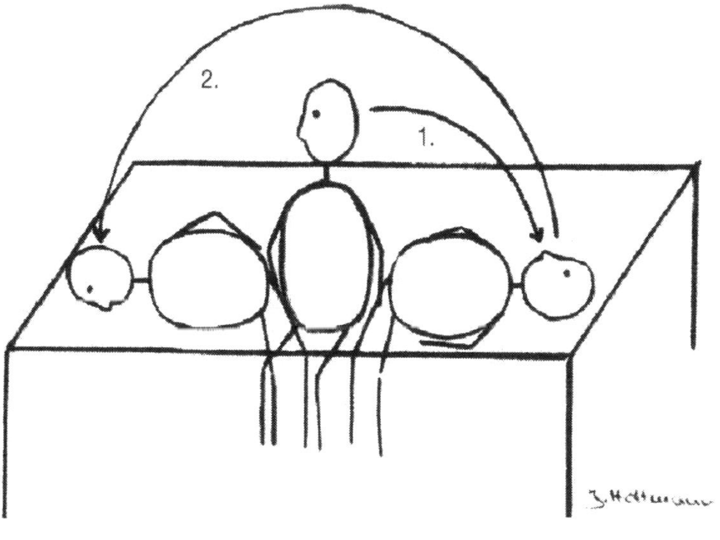

Abbildung 15

Das Vorgehen nach Semont

Das Lagerungsmanöver nach Semont

Eine alternative Vorgehensweise mit mehr Dynamik hat Semont beschrieben (siehe Abbildung 15):

1. Dabei setzen sich die Patienten auf eine Liege (oder einen Tisch) und drehen den Kopf um 45° zur Seite des nicht betroffenen Bogenganges.
2. Anschließend werden die Patienten um 90° zur Seite des betroffenen Innenohrs gelagert. Auch bei diesem Vorgehen muss mindestens eine Minute gewartet werden.
3. Danach erfolgt der „große Wurf“: Die Patienten werden zügig oder gar schnell um 180° zur anderen Seite gelagert. Bei diesem Vorgehen kommt es – anders als bei dem Manöver nach Epley – auf die schnelle Ausführung an. Wieder muss mindestens eine Minute gewartet werden.
4. Abschließend setzen sich die Patienten auf.

Dieses Manöver sollte bis zu Beschwerdefreiheit durchgeführt werden.

Mit den von Semont und Epley entwickelten Lagerungsmanövern werden etwa 70 % der Patienten schon nach einmaliger Anwendung beschwerdefrei. Bei wiederholter Behandlung steigt die Erfolgsrate auf etwa 95 %.

Die Selbstbehandlung des Lagerungsschwindels

Mit Eigeninitiative und Mut können Sie schon alleine versuchen, Ihren Lagerungsschwindel zu behandeln. Dazu hat Prof. Dr. Thomas Lempert (Berlin) eine Bewegungsabfolge beschrieben.

Selbstbehandlung des Lagerungsschwindels (links)

1. Setzen Sie sich auf den Boden und drehen Sie den Kopf 45° zur linken Seite.
2. Legen Sie sich zurück auf den Rücken, mit den Schultern auf ein Kissen, sodass der Kopf leicht nach hinten überstreckt ist. Dabei kommt es nicht auf die Geschwindigkeit an. Wenn Sie unten angekommen sind, warten Sie eine Minute.
3. Drehen Sie den Kopf 90° nach rechts, ohne ihn dabei anzuheben, und warten Sie wieder eine Minute.
4. Nun rollen Sie mit Körper und Kopf 90° nach rechts, ziehen die Knie schon etwas an und warten erneut eine Minute.
5. Strecken Sie die Beine aus, damit Sie in eine gute Ausgangslage zum Sitzen kommen.
6. Setzen Sie sich aus der vorherigen Position auf.

Führen Sie diese Bewegungsfolge dreimal täglich aus. Beenden Sie die Übungen, wenn 24 Stunden lang kein Lagerungsschwindel aufgetreten ist, weder beim Üben noch zu anderen Zeiten (siehe Abbildung 16a).

Es kann bei den ersten vier Schritten und nach dem Aufsetzen zu dem gleichen kurzen, aber möglicherweise heftigen Schwindel kommen, den Sie schon kennen. Dies sollte nach jedem Durchgang weniger werden und nach dem dritten Durchgang nicht mehr auftreten.

Selbstbehandlung des Lagerungsschwindels (rechts)

1. Setzen Sie sich auf den Boden und drehen Sie den Kopf 45° zur rechten Seite.
2. Legen Sie sich zurück auf den Rücken, mit den Schultern auf ein Kissen, sodass der Kopf leicht nach hinten überstreckt ist. Dabei kommt es nicht auf die Geschwindigkeit an. Wenn Sie unten angekommen sind, warten Sie eine Minute.
3. Drehen Sie den Kopf 90° nach links, ohne ihn dabei anzuheben, und warten Sie wieder eine Minute.
4. Nun rollen Sie mit Körper und Kopf 90° nach links, ziehen die Knie schon etwas an und warten erneut eine Minute.
5. Strecken Sie die Beine aus, damit Sie in eine gute Ausgangslage zum Sitzen kommen.
6. Setzen Sie sich aus der vorherigen Position auf.

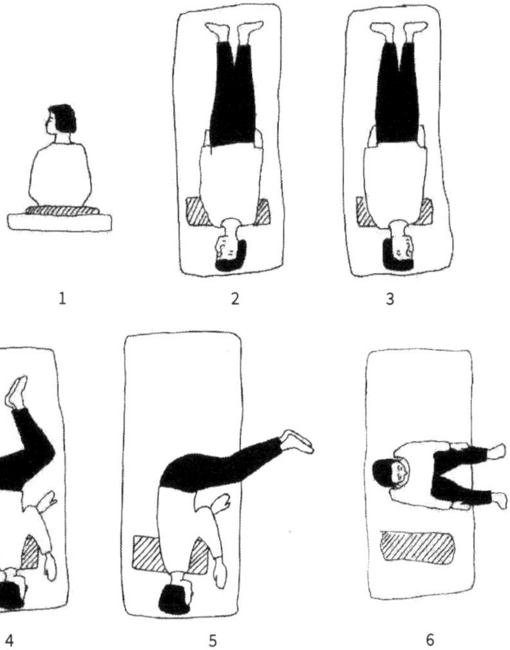

Abbildung 16a

Selbstbehandlung des Lagerungsschwindels (links) nach Lempert

Führen Sie diese Bewegungsfolge dreimal täglich aus. Beenden Sie die Übungen, wenn 24 Stunden lang kein Lagerungsschwindel aufgetreten ist, weder beim Üben noch zu anderen Zeiten (siehe Abbildung 16b).

Therapie des Lagerungsschwindels des seitlichen horizontalen Bogengangs

In aller Regel setzen sich die Kalksteinchen in dem am tiefsten gelegenen hinteren Bogengang ab. Dann schaffen die oben beschriebenen Lagerungsmanöver eine Symptomminderung. Wird aber auch der horizontale Bogengang einbezogen, reichen die einfachen Lagerungen nicht aus. Dann muss ein anderes Vorgehen erfolgen: Das ist das sogenannte Barbecue-Manöver (Abbildung 17).

Dieses Manöver beginnt auf dem Rücken liegend. Der Kopf wird auf die betroffene Seite (Position 1) gelegt.

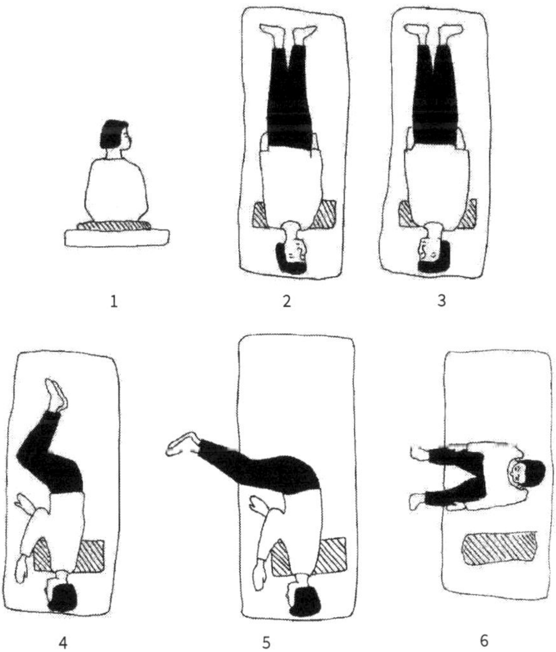

Abbildung 16b

Selbstbehandlung des Lagerungsschwindels (rechts) nach Lempert

Dann drehen sich die Betroffenen in 90°-Schritten von der kranken Seite bis hin zur gesunden Seite um insgesamt 270° (Positionen 2 bis 6).

Wieder auf der betroffenen Seite angekommen, setzen sie sich auf (Position 7).

Alternativ kann damit begonnen werden, auf dem gesunden Ohr zu ruhen oder zu schlafen, bevor man nach acht Stunden auf die andere Seite wechselt.

Exkurs: Der zentrale Lageschwindel

Der oben beschriebene *Lagerungs*schwindel tritt nur nach einer Bewegung auf. Er endet nach einer bestimmten Zeit, meist schon nach weniger als einer Minute.

Hingegen wird ein *Lage*schwindel nur bei bestimmten Kopfpositionen ausgelöst und bleibt bestehen, bis die Lage verändert wird. Dies könnte *ein* Zeichen für eine Erkrankung direkt im Hirnstamm oder im Kleinhirn sein (siehe Teil IV: Störungen des Nervensystems ab Seite 100). Denkbar wären zum Beispiel Raumforderungen oder Veränderungen etwa im Rahmen einer Multiplen Sklerose. In solchen Fällen muss eine Computertomografie oder eine Magnetresonanztomografie bei der Diagnosefindung weiterhelfen. Der Lageschwindel ist wesentlich seltener als der gutartige Lagerungsschwindel.

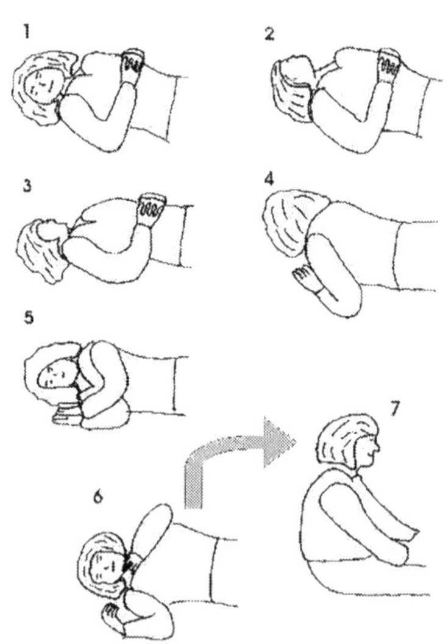

Abbildung 17

Bei einer Beteiligung des seitlichen Bogengangs hilft das sogenannte Barbecue-Manöver.

Drehschwindel in jeder Lage: Akuter einseitiger Ausfall eines Gleichgewichtsorgans

Das Wichtigste auf einen Blick

- Der Drehschwindel setzt akut, meist mit Übelkeit und auch Erbrechen ein.
- Es kommt
  - zu Scheinbewegungen der Umwelt,
  - zu Stand- und Gangunsicherheit,
  - zur Fallneigung zu einer Seite.
- Die Untersucher können ein Augenzittern (Nystagmus) sehen.
- Beim Kopf-Impuls-Test kommt es in einer Richtung zum Blicksprung.
- Der Schwindel ist zunächst heftig, lässt aber in den nächsten Tagen bis wenigen Wochen nach.

Bei einem Ausfall eines der beiden Gleichgewichtsorgane dreht sich die Welt auf einmal schon im Liegen um einen herum. Beim Aufstehen wird der Schwindel meist noch heftiger und im Stehen fällt man zur Seite.

Drehschwindel mit Übelkeit und Erbrechen sind typisch für einen einseitigen Gleichgewichtsausfall. Dies kann in dieser Heftigkeit einen oder mehrere Tage anhalten. Die Betroffenen werden meist akut ins Krankenhaus eingeliefert. Meist erholt man sich weitestgehend in den ersten Wochen. Die Rückkehr in ein 99-prozentiges, neues Gleichgewicht kann noch länger dauern. Das hängt von den eigenen Bemühungen in der Zeit nach dem Ausfall ab sowie davon, welche Anteile des Gleichgewichtsorgans betroffen sind.

Mögliche Ursachen

Vermutet wird, dass es sich bei einem einseitigen Gleichgewichtsausfall um eine (begrenzte) Infektion mit Viren handelt. Diese waren wahrscheinlich schon lange vorher im Körper und sind erst durch eine Schwächung oder eine Überlastung aktiv geworden. Zu den infrage kommenden neurotropen (das Nervensystem beeinflussenden) Viren gehören Mumps-, Herpes-Zoster- und Masern-Viren.

Aber auch Kopfverletzungen, Infektionen im Mittelohr, die auf das Innenohr übergehen, oder vorübergehende (!) Durchblutungsstörungen des Innenohres können zum Ausfall eines Gleichgewichtsorgans führen.

Diagnostik

Wie bei den meisten Schwindelerkrankungen führt die Schilderung der Betroffenen zur richtigen Diagnose. Bei der klinischen Untersuchung der Augenbewegungen fällt dabei das dafür typische Muster des Augenzitterns (Nystagmus) auf. Beim sogenannten Kopf-Impuls-Test (siehe Seite 31) sieht man, welche Bogengänge betroffen sind.

Apparativ wird meist die sogenannte kalorische Prüfung durchgeführt (siehe Seite 33). In dafür spezialisierten Zentren kann man inzwischen jeden der fünf Anteile im Gleichgewichtsorgan überprüfen. So kann man sich heute ein genaueres Bild über das Ausmaß des Schadens machen. Dies hat Konsequenzen für die zu erwartende Erholungszeit und das Verständnis der Herausforderungen an die Kompensationsleistungen. Aber auch ohne weitere Diagnostik ist die Wahrscheinlichkeit beim einseitigen Ausfall eines Gleichgewichtsorgans hoch, sich wieder alltagstauglich zu erholen.

Wer kann helfen?

Nach der Akutbehandlung, meist im Krankenhaus, können der Hals-Nasen-Ohren-Arzt und Physiotherapeuten helfen.

Therapie

Bis zum Abklingen der Symptome ist ein Gleichgewichtsausfall am besten im Liegen und mit geschlossenen Augen zu ertragen. Akut – ein bis drei Tage – können schwindeldämpfende Medikamente wie Dimenhydrinat, zum Beispiel Vomex (ein- bis dreimal täglich, 100 Milligramm), sinnvoll sein, wenn der Schwindel noch zu stark ist.

Danach sollten schwindeldämpfende Medikamente nicht mehr eingenommen werden. Sie lassen zwar den Schwindel nicht mehr spüren, behindern aber den Ausgleich durch das verbliebene oder gesundende Gleichgewichtssystem.

Eine Behandlung mit Kortison soll zu einer verbesserten Erholung im Gleichgewichtsorgan führen. Dies kann zum Beispiel Methylprednisolon (Urbason) sein. In den ersten vier Tagen können 100 Milligramm als Tablette genommen werden. Diese Dosis wird alle vier Tage um 20 Milligramm reduziert. Im günstigsten Fall erholt sich das Gleichgewichtsorgan komplett. In den anderen Fällen helfen die Kompensationsmöglichkeiten der anderen Anteile im Gleichgewichtssystem. Alkohol und andere hemmende Substanzen verzögern die Kompensation. Man sollte glauben, dass bei einem möglichen Virusbefall antivirale Medikamente wirken. Dies war aber in Studien nicht der Fall.

Was wirklich hilft:
Durch Üben zurück zum – neuen – Gleichgewicht

Je früher ein Gleichgewichtstraining beginnt, desto schneller gelingt die Erholung. Dies sollte schon im Bett beginnen, zum Beispiel mit leichten Kopfbewegungen, auch im Liegen, bei denen der ausgestreckte Daumen fixiert wird.

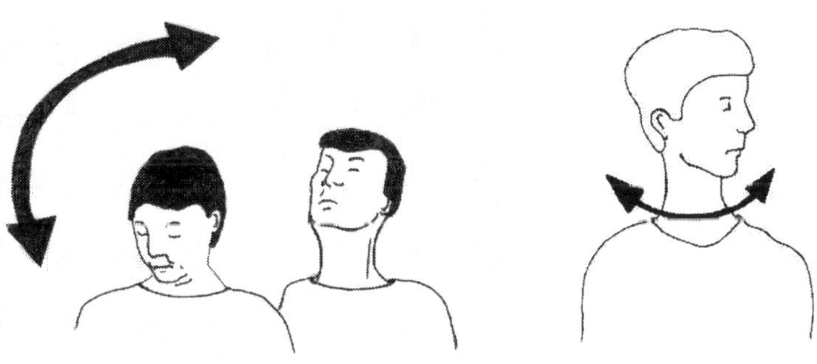

Abbildung 18

Schon im Bett kann der Kopf bewegt werden, sowohl in der Ebene des Nickens (ja) wie in der Ebene des Kopfschüttelns (nein). Wenn das aushaltbar ist, geht es weiter mit offenen Augen, dann mit einer gleichzeitigen Fixierung auf einen festen Gegenstand (siehe auch den Übungsablauf von Cawthorne und Cooksey auf Seite 27).

Im nächsten Schritt sollte dies gesteigert werden: mit Nick- und Nein-sage-Bewegungen mit Fixieren des ausgestreckten Daumens beim Kopfdrehen im Sitzen, im Stehen und im Gehen (siehe Abbildung 18).

In der Regel vermindern sich die Beschwerden bei einem teilweisen Ausfall des Gleichgewichtsorgans innerhalb von wenigen Tagen bis zu zwei bis drei Wochen. Dies gilt vor allem dann, wenn die Erkrankung ausreichend gut erklärt und verstanden wurde. Dann können die Betroffenen mit berechtigter Zuversicht durch ein Gleichgewichtstraining profitieren.

Ausbleibende Kompensation

Ältere Menschen brauchen manchmal länger, um wieder auf die Beine zu kommen. Das ist vor allem zu erwarten, wenn schon andere, mit dem Älterwerden aufgetretene Probleme mit den Augen, den Körpereigenfühlern oder im zentralen Nervensystem bestehen. Auch leiden psychisch vorerkrankte Menschen häufig subjektiv schwerer und objektiv länger. Sie erleben mehr Komplikationen als diejenigen, die so schnell wie möglich durch die Krise wollen.

Ungut für alle sind:

- zu lange Schonung beziehungsweise zu wenig Übung
- gleichgewichtshemmende Medikamente gegen den Schwindel statt Gleichgewichtsübungen
- wenig eigene und professionell vermittelte Zuversicht in den Erfolg
- Übersehen einer psychischen Beeinträchtigung, wie etwa dem reaktiven psychogenen Schwindel (siehe Seite 69)

Was nach dem Ende der Erkrankung bleiben kann

Mögliche Funktionsminderung für sehr schnelle Bewegungen

Bleiben kann eine kleine Beeinträchtigung bei sehr schnellen und extremen Beschleunigungen. Dann geht die Orientierung zur ehemals betroffenen Seite mit einer kleinen Rückstellbewegung der Augen (Sakkade) einher. Hier hilft das Wissen um das Phänomen und eine angemessene Vorsicht.

Ein sich anschließender Lagerungsschwindel

In 20 bis 30 Prozent der Gleichgewichtsausfälle können kleine Kalksteinchen (Otolithen) aus den Gleichgewichtssäckchen nachrutschen. Dann kann dies einen gutartigen Lagerungsschwindel (siehe Seite 42) auslösen. Dies lässt die Betroffenen und – nicht selten auch die Behandler – fälschlicherweise an eine Wiederholung des Ereignisses oder an einen Morbus Menière (siehe Seite 78) denken. Dann unterbleibt zu oft eine mögliche Therapie. Stattdessen wächst verständlicherweise die Angst vor einer Wiederholung und möglicherweise auch das Gefühl, nicht mehr wirklich schwindelfrei zu werden.

Exkurs: Der Ausfall beider Gleichgewichtsorgane

Das Wichtigste auf einen Blick

- Es bestehen Gangunsicherheit sowie Schwankschwindel, vor allem bei Dunkelheit und auf unebenem Grund.
- Es besteht ein „Augenwackeln" mit Unscharfsehen bei Kopfbewegungen und beim Gehen.
- Es besteht eine erhöhte Fallneigung.

Bei einem Ausfall beider Gleichgewichtsorgane bewegt sich die Umwelt beim Gehen und bei Kopfbewegungen wie beim Filmen mit einer wackelnden Kamera. Schüttelt man den Kopf, sieht es so aus, als würde das Gegenüber springen oder sich bewegen.

Es fehlt der Reflex von den Gleichgewichtsorganen zu den Augenmuskeln. Dieser führt normalerweise dazu, dass sich die Augen exakt entgegengesetzt zur Kopfdrehung verhalten. Dies sorgt bei einer Bewegung für ein stabiles Bild der Umgebung im Auge, was jetzt nur noch bei langsamen Kopfbewegungen möglich ist. Statt des schnellen Reflexes von den Bogengängen muss jetzt das viel langsamere Augenfolgesystem einspringen, um den Blick im Raum ausreichend sicher zu stabilisieren. Gefühlt kann dies zu einem Dauerschwindel und einer Gangunsicherheit führen. In der Dunkelheit verstärkt sich die Gangunsicherheit, ebenso auf einem unebenen oder federnden Boden. Wenn beides zusammenkommt, besteht die Gefahr des Fallens, wenn zum Beispiel nachts die Toilette aufgesucht werden muss.

Eine Ursache für den Ausfall beider Gleichgewichtsorgane kann die Einnahme ohrenschädigender (ototoxischer) Medikamente wie Aminoglykoside (zum Beispiel Gentamycin) sein. Dies wurde früher bei Tuberkulose eingesetzt. Heute ist es ein Reservemedikament. Es wird möglichst selten eingesetzt – nur wenn keines der anderen Antibiotika ausreicht. In den meisten Fällen aber findet man keine spezifische Ursache für den Ausfall.

Diagnostik

Beim sogenannten Kopf-Impuls-Test zeigen sich sowohl bei Kopfdrehung nach rechts als auch nach links Blicksprünge. Bei der Prüfung mit warmem und kaltem Wasser, der kalorischen Prüfung, kann die Diagnose für die beiden seitlichen

Bogengänge gesichert werden. Die Stand- und Gangprüfungen sind bei offenen Augen weitgehend normal. Bei geschlossenen Augen findet sich ein vermehrtes Körperschwanken.

Therapie

Das Wichtigste ist, die Erkrankung verstehen zu können. Der fehlende Reflex zwischen den Gleichgewichtsorganen und den Augenbewegungen kann in Teilen willentlich ausgeglichen werden. Dies erfordert allerdings viel Aufmerksamkeit und Voraussicht. Dazu gehören:

- bewusst langsamere und angepasste Kopfbewegungen
- Vorsicht bei zu schnellem Vorbeigehen an gleichförmigen Regalen (ablenkender Blickschwindel) etwa im Supermarkt

Hilfreich ist zudem ein gezieltes Gleichgewichtstraining mit aktiver Gang- und Standschulung. Trainiert werden können oft Gang- und Balanceübungen (Treppensteigen, praktische Situationen im häuslichen Umfeld). Günstig sind auch Vorkehrungen, die helfen, erst gar nicht zu stürzen (siehe Seite 117).

Der häufigste Schwindel mit Wiederholungscharakter: Migräne blockiert die Gleichgewichtsfunktionen

Das Wichtigste auf einen Blick

- Die Basilaris-Migräne ist eine der häufigsten Ursachen für wiederholte Schwindelanfälle und -gefühle.
- Typischerweise treten wiederholte Schwindelereignisse auf ohne fortschreitende organische Schädigungen.
- Oft kommen Kopfschmerzen, Licht- und Lärmempfindlichkeit, Doppeltsehen und Gangunsicherheit hinzu.

Der vestibuläre Migräneschwindel oder auch Basilaris-Migräne

Wahrscheinlich wird man bei mehr oder weniger langen, sich wiederholenden Schwindelanfällen nicht zuerst an eine Migräne denken. Diese verbinden wir eher mit Kopfschmerzen, meist halbseitig. Dennoch gibt es viele Migränepatienten, bei denen Schwindel mit oder ohne Kopfschmerzen auftritt. Vermutet wird, dass eine *vorübergehende* Gefäßverengung in den betroffenen Hirnbezirken zur Ausschüttung von bestimmten Botenstoffen führt. Diese können die zentralen Gleichgewichtsstrukturen (vestibulär) durcheinanderbringen. Der Begriff Basilaris-Migräne weist dabei auf die beteiligte Arterie (die Basilaris-Arterie) hin.

Der Migräneschwindel ist einer der häufigsten Gründe für einen *wiederholt spontan* auftretenden Schwindel. Er kann in drei Varianten auftreten:

- Drehschwindel
- Lageschwindel
- diffuser Schwindel ohne Bewegungserscheinungen

Diese Schwindelvarianten können bis zu zwei Tage anhalten. Oft werden sie von Übelkeit und Erbrechen, Licht- und Lärmempfindlichkeit, manchmal auch Doppeltsehen und Gangunsicherheit begleitet. Diese unterschiedlichen Erscheinungen können allein, gleichzeitig oder nacheinander auftreten. Der Schwindel wird meist durch einen Wechsel der Lage und Kopfbewegungen verstärkt.

Der Migräneschwindel kann in jedem Alter beginnen, wobei mehr Frauen als Männer betroffen sind. Die Symptomatik kann sich innerhalb der Lebenszeit ändern. So kann die Migräne in der Jugend mit Schwindel beginnen. Erwachsene quälen danach überwiegend Kopfschmerzen und im Alter (bei Frauen nach den Wechseljahren) macht sich die Migräne wieder als Schwindel bemerkbar.

Diagnostik

Die Diagnose muss über die Krankengeschichte erforscht werden. Gleichzeitig müssen andere Erkrankungen ausgeschlossen werden. Bildgebende Verfahren sind nur sinnvoll, wenn eine Raumforderung im Kopf ausgeschlossen werden muss. Sie sind aber nicht mehr angemessen, wenn man seine oder ihre Migräne kennt und nach dem Schwindel wieder komplett symptomfrei geworden ist.

Achtung: Es besteht eine große Verwechslungsgefahr mit einem Morbus Menière und einem einseitigen Gleichgewichtsausfall.

Oft werden die wiederholten Schwindelanfälle als Morbus Menière (siehe Seite 78) verkannt. Dies ist verständlich, wenn auch noch Höreinbußen *während* der Migräneattacke hinzukommen.

Anders als bei Morbus Menière kommt es aber nicht zu einer fortschreitenden Hörminderung – trotz vieler Attacken. Auch ist die Dauer der Attacken anders: Beim Morbus Menière sind es definitionsgemäß 20 Minuten bis mehrere Stunden. Bei der Migräne kann der Schwindel von wenigen Minuten bis zu zwei Wochen variieren. Dennoch bleibt die Unterscheidung gegenüber dem Morbus Menière gelegentlich schwierig. Manchmal kann erst im Laufe der Therapie etwas mehr Klarheit gewonnen werden.

Im akuten Schwindelanfall kann man oft nicht sicher unterscheiden, ob es sich um einen erstmals auftretenden Migräneschwindel, einen Morbus Menière oder einen Ausfall eines Gleichgewichtsorgans (siehe Seite 53) handelt.

Wer kann helfen?

Migräne ist so häufig, dass auch Hausärzte das Krankheitsbild kennen. Fach(arzt)-gerecht gehört die Migräne und ihre inzwischen sehr differenzierte Behandlung in die Hand der Neurologen. Diese können mit Ihnen überlegen, welche Vorbeugung (Prophylaxe) und welche Akutmaßnahmen sinnvoll sind.

Therapie

Akute Behandlung

Für die symptomatische Behandlung des akuten Schwindels und Erbrechens sind schwindelunterdrückende Medikamente, zum Beispiel Dimenhydrinat, 80 bis 150 Milligramm als Tablette oder Zäpfchen, sinnvoll. Beachtet werden muss die müde machende (sedierende) Nebenwirkung. Bei auf anderem Weg nicht beherrschbarer Schmerzsymptomatik können auch Medikamente aus der pharmakologischen Gruppe der Triptane (zum Beispiel Sumatriptan 25 Milligramm als Zäpfchen, Zolmitriptan 5 Milligramm in die Nase, Rizatriptan 10 Milligramm unter die Zunge) zum Einsatz kommen.

Verminderung der Anfallshäufigkeit

Die Meidung von vermeidbaren Auslösern, regelmäßiges Schlafen, Essen und Trinken sowie Arbeitspausen, Entspannungsverfahren (zum Beispiel progressive Muskelrelaxation) und Ausdauersport helfen wahrscheinlich auch bei der Verminderung der Schwindelanfälle. Bei Migränepatienten mit häufigen oder schweren Schwindelattacken helfen wahrscheinlich die gleichen Medikamente, die auch bei Migräne ohne Schwindel eingesetzt werden.

Das sind:

- Betablocker wie Propranolol 40 bis 240 Milligramm und Metoprolol 50 bis 200 Milligramm
- Antidepressiva wie etwa Amitriptylin 75 bis 150 Milligramm
- Flunarizin 5 bis 10 Milligramm
- Topiramat 50 bis 100 Milligramm

Dabei brauchen die Betroffenen Geduld: Eine positive Wirkung der Behandlung kann zwei bis drei Monate benötigen. Sinnvoll ist es, den Verlauf auch aufzuschreiben. Realistisch kann in circa 50 bis 70 Prozent eine Symptomreduktion erreicht werden. Unerwünschte Nebeneffekte können vermindert werden, wenn mit der kleinsten Dosis begonnen und diese dann langsam aufdosiert wird.

Wenn die Gefühle überhandnehmen: Psychogener Schwindel

Das Wichtigste auf einen Blick

- Der seelische (psychogene) Schwindel kann alle Formen und Qualitäten annehmen: vom Drehschwindel über den Schwankschwindel und der Benommenheit bis zum Ohnmachtsgefühl.
- Die häufigsten Ursachen sind Angst- und Depressionserkrankungen.
- Bei 30 bis 50 Prozent aller Schwindelpatienten finden sich bedeutende psychogene Anteile für die Therapie.
- Die Therapie des psychogenen Schwindels ist die Psychotherapie.

Häufiger als man denken mag, kann eine Überforderung oder ein Durcheinander im Seelenhaushalt Schwindel auslösen oder aufrechterhalten. Oft erleben die Betroffenen einen Schwankschwindel oder ein diffuses Benommenheitsgefühl, eine Leere im Kopf oder das Gefühl zu kippen. Sie beschreiben auch häufig Stand- und Gangunsicherheit. Manche fühlen sich wie in einem Sog, der einen hinunterziehen will. Die dabei empfundene Angst wird dem Schwindel zugeschrieben.

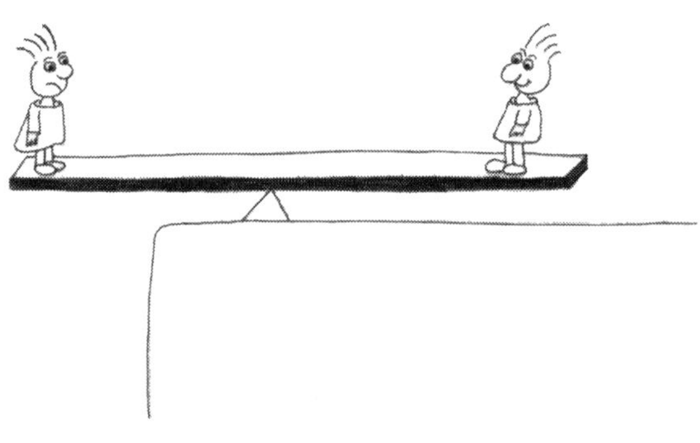

Abbildung 19

Auf der Wippe dürften beide Beteiligte organisch gesund sein, trotzdem hat der eine Schwindel und der andere nicht.

Oft entsteht für die Behandler ein unklares diffuses Bild, für das sie keine ausreichend überzeugende organische Erklärung haben. Das kann bei ihnen das Gefühl auslösen, „beschwindelt" zu werden.

Aber auch einen zunächst organischen Schwindel können Ängste und Unsicherheiten überdauern. Je nach den vorher erlebten Schwindelerfahrungen – etwa nach einem Gleichgewichtsausfall – wird der Schwindel wie das vorangegangene organische Geschehen erlebt. Schon der seelische Schwindel ohne vorangegangene organische Störung macht etwa 30 Prozent aller Schwindelformen aus. Nimmt man den nach einer organischen Erkrankung verbliebenen Schwindel hinzu, kann knapp die Hälfte aller Schwindelleiden als psychisch mitbedingt gelten (siehe Abbildung 19).

Am häufigsten sind dabei Angsterkrankungen. Manchmal ist der Schwindel verbunden mit einer Vernichtungsangst, wenn zu viele Menschen auf einen einwirken. Angst an sich gehört zum Leben und sichert das Überleben des Organismus. Eine Angststörung oder Angsterkrankung kann entstehen bei einer überschießenden, der realen Situation nicht angemessenen Angstreaktion. Dabei kann die Angst unter anderem wie Schwindel empfunden werden. Werden dabei bestimmte Orte oder Situationen vermieden, um einer gefürchteten Situation nicht ausgesetzt zu sein, spricht man von einer Phobie.

Bei Schwindelanfällen im Rahmen einer *Panikattacke* kann es aus heiterem Himmel zu Schwindelgefühlen von wenigen Minuten bis hin zu Stunden kommen. Diese können von Schweißausbrüchen, Luftnot, Herzrasen, Blutdruckanstieg, Brechreiz, Durchfall und dem Gefühl, neben sich zu stehen, begleitet sein.

Bei *depressiven Störungen* mit Schwindel wird meist über einen Dauerschwindel oder einen diffusen Schwindel berichtet. Teilweise zeigen sich Tagesschwankungen: „Abends geht der Schwindel zurück." Insbesondere bei älteren Patienten wird ein psychogener Anteil oft nicht diagnostiziert, sondern eher mit dem Alter erklärt – und damit nicht behandelt.

Exkurs: Schwindel im Rahmen einer sozialen Phobie

Die am häufigsten vorkommende Phobie ist die Angst vor Spinnen und Schlangen. Die am häufigsten schamvoll verborgene Phobie ist die soziale Phobie. Anders als bei Spinnen und Schlangen, großen Höhen und Aufzügen kann man seinem sozialen Umfeld meist nicht ohne Probleme aus dem Weg gehen.

Die soziale Phobie ist charakterisiert durch eine Situationsangst mit Vermeidungsverhalten. Im Vordergrund der Angst stehen Situationen und Handlungen, die sich unter den Augen von anderen, mehr oder weniger wichtigen Menschen abspielen. Diese anderen Menschen beobachten in der Wahrnehmung der Betroffenen nicht nur ihr Verhalten, sondern könnten sie möglicherweise – vielleicht sogar ganz sicher – kritisieren. Befürchtet und sogar erwartet wird, Fehler zu machen, sich zu blamieren, peinliche Situationen zu provozieren oder gedemütigt zu werden. Vor allem die Angst vor Beschämung spielt eine entscheidende Rolle.

Die Konfrontation mit gefürchteten sozialen Situationen, fremden Menschen, Vorgesetzen und beim Kontakt mit dem anderen Geschlecht kann unmittelbare Angst hervorrufen. Dies kann sich bis zu einer situationsbegünstigten Panikattacke ausweiten. Diese wird als Herzklopfen, Zittern, Schwitzen, Erröten, Atemnot, Schwinden der Wahrnehmung und – im Kollaps – mit Schwarzwerden vor Augen als Ende des Bewusstseins wahrgenommen. Dies kann sich nicht nur in Ausnahmesituationen wie Prüfungen und öffentlichem Auftreten, sondern auch schon bei alltäglichen Anlässen wiederholen.

Die dahinterstehende Angst wird als solche meist nicht wahrgenommen. Im Gegenteil wird das Symptom, der Schwindel, als Ursache der Angst und Panikattacke verkannt. Meist wird die Krankheit erst von anderen erkannt, wenn das Vermeidungsverhalten zu anhaltendem Rückzug, Leistungseinbruch und Isolation führt. Dies kann zu einer Einschränkung der individuellen Entfaltungsmöglichkeiten und der Lebensqualität führen. Nicht selten kommt eine Alkoholkrankheit oder ein anderer Substanzmissbrauch hinzu. Anhand eines typischen, nicht spektakulären, sondern fast unauffälligen Beispiels soll ein solches „Verschwindeln" beschrieben werden (siehe Abbildung 20).

Beispiel einer Schwindelpatientin mit einer sozialen Phobie

Eine 25-jährige, durchaus attraktive Patientin, die auch nicht auf den Kopf gefallen war, beklagte verzweifelt, dass sie häufig unter extremem Schwindel mit deswegen zunehmender Unsicherheit leide. Das passiere ihr gerade dann, wenn es überhaupt nicht angehe, zum Beispiel wenn sie etwas Wichtiges vorstellen müsse. So müsse sie in ihrem Beruf oft Vorträge halten und Sitzungen leiten. Sie verspüre dann eine starke Unsicherheit, Herzklopfen und den starken Drang, die Situation sofort zu verlassen. Manchmal tue sich regelrecht der Boden auf und sie glaube, in ihm zu versinken. Dies mache ihr große Angst und sie könne sich diese Symptome nicht leisten. Sie habe oft schon im Vorhinein Angst, in der bevorstehenden Situation zu versagen. Sie schlafe dann schlecht und habe Kopfschmerzen und Migräneanfälle. Sie vermutete, dass der Schwindel die Angst hervorriefe und „sie dann nicht mehr anders könne".

Am liebsten würde sie wegen des Schwindels – wenn sie könnte – berufliche, aber eigentlich auch alle soziale Situationen vermeiden, bei denen sie im Zentrum der Aufmerksamkeit stehe. Sie versuche schon, so viele ihrer Aufgaben wie möglich per Telekommunikation vom Schreibtisch aus zu erledigen.

Im Gespräch mit ihr waren vor allem eine große Verspannung und Unruhe auffällig. Es fanden sich aber keine Anzeichen für eine organisch erklärbare Schwindelursache.

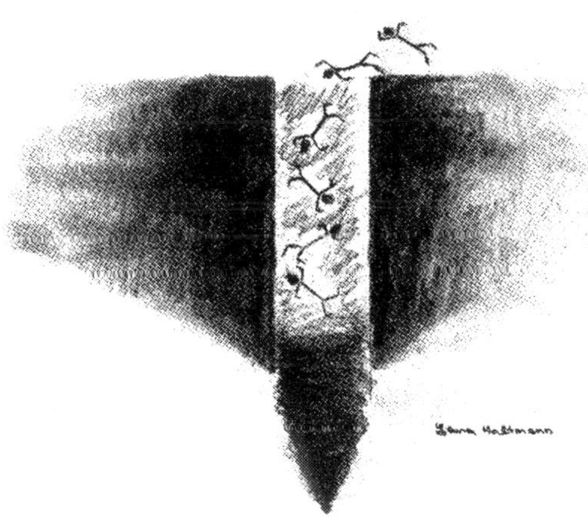

Abbildung 20

Ein Schwindel, „als zöge es einen in einen Abgrund".

Lebensgeschichtlicher Hintergrund

Die Patientin ist das älteste von vier Kindern. Der Vater war ein „oberkorrekter“ Beamter, die Mutter eine Hausfrau. Bis zum Schuleintritt verlief ihre Entwicklung – so denkt sie – unauffällig. Dann wurde das jüngste Geschwisterkind geboren. Dieses etwas kränkliche Kind sei der Liebling der Mutter geworden und habe auch viel Aufmerksamkeit vom Vater erhalten. Meist sei aber der Vater beruflich unterwegs gewesen. An den Wochenenden hätten sich die Eltern oft gestritten. Sie hatte sehr häufig das Gefühl, in ihrer Familie stimme etwas nicht.

Irgendwann habe die Mutter angefangen, alkoholabhängig zu werden. Streit und ständige gegenseitige Vorwürfe hätten das Familienklima bestimmt. Die Mutter habe in der Folge insbesondere die Patientin, aber auch die jüngeren Geschwister geschlagen. Unter Alkoholeinfluss habe sie Wiedergutmachungsversuche unternommen, die die Patientin zuerst verunsichert und später ärgerlich gemacht hätten. Sie habe sehr gelitten, auch weil sie als Älteste immer mehr Verantwortung für den Haushalt und die jüngeren Geschwister habe übernehmen müssen. Dabei habe sie sich sehr bemüht, Ordnung und Struktur zu schaffen und zu erhalten. Es war ihr sehr peinlich, auch noch den Alkohol für die Mutter besorgen zu müssen.

Die peinliche Situation zu Hause hat ihr dann auch Schwierigkeiten bereitet, mit anderen Kontakt zu halten oder neu aufzubauen. An ihre Schulzeit mag sie sich kaum erinnern, sie sei aber oft sehr traurig gewesen und hatte beim Lernen keine Freude. Mit 17 Jahren ist sie „irgendwie“ von zu Hause ausgezogen und hat eine Arbeit begonnen. Eine längere Beziehung mit einem Mann hatte sie nur einmal. Diese Beziehung sei überwiegend durch Kampf und Probleme gekennzeichnet gewesen. Sozialkontakte hatte sie jetzt nur über berufliche Bezüge.

Eine kleine Wertung

Wenn man dies im Sinne einer Dynamik der Seele werten möchte, zeigt sich, dass sie in ihrer Kindheit und Jugendzeit sehr ungünstigen Lerneinflüssen und beschämenden Ereignissen ausgesetzt war. Aufgrund der Alkoholkrankheit konnte die Mutter keine verlässliche weibliche Identifikation anbieten. Auch wurde das Erlernen sozialer Fertigkeiten extrem behindert. Kompensiert hat die Patientin diese schwierigen Ausgangsbedingungen mit hohen Fähigkeiten, denen sie sich nicht bewusst werden konnte. Geblieben sind eine große soziale Ängstlichkeit und das Gefühl, trotz objektiver Erfolge nicht wirklich selbst für das Erreichte verantwortlich zu sein.

Der therapeutische Ansatz bei dieser Patientin

Wichtig war sicherlich, die körperlichen Beschwerden ernst zu nehmen, mit ihr gemeinsam abzuklären und sie dann nicht, etwa als Simulantin, wegzuschicken. Dabei wäre die Gefahr groß gewesen, dass auch dieser Kontakt verloren geht. Zum einen war nichts Organisches zu finden, zum anderen war die Peinlichkeit, nichts Organisches zu haben, schon groß genug, um möglichst schnell wegzukommen. Bei ihr konnte es gelingen, mit ihr die nächsten therapeutischen Schritte zu gehen und über die organische Brücke zur Biografie zu kommen.

Patienten mit einer sozialen Phobie profitieren in aller Regel von einer – möglichst zusätzlichen – Gruppentherapie, wenn sie sich trauen. Diese hat über den stützenden Charakter hinaus den Vorteil, dass sich das vom Patienten mitgebrachte Beziehungsgefüge in der Gruppe schneller real abbildet als dies in der Einzeltherapie über eine kurze Zeit möglich sein kann. Das ist insbesondere dann sinnvoll, wenn sich Konflikte zwischen Menschen als schwindelrelevant oder aufrechterhaltend für Schwindel erweisen.

In der Gruppentherapie wurden besonders Ängste vor negativer Beurteilung durch andere deutlich. Auch fürchtete sie, nicht akzeptiert zu werden. So glaubte sie ständig, etwas falsch zu machen und von den anderen schief angesehen zu werden. Sie hatte das Gefühl, dass alle ihre Unsicherheit bemerken. Über das Verstehen wurden dann auch kleine Veränderungen möglich. Nach einem guten Jahr war die Patientin deutlich angstfreier, sicherer im Auftreten und es bahnte sich sogar eine festere Beziehung an.

Der reaktive Schwindel nach einem ursprünglich organisch ausgelösten Schwindel

Ein **reaktiver seelischer Schwindelzustand** nach einer ursprünglich körperlichen Schwindelerkrankung kommt besonders häufig vor, wenn wiederholt Schwindel auftritt.

Beispiele sind:

- ein gutartiger, aber nicht therapierter Lagerungsschwindel
- die Menièresche Erkrankung
- die Migräne mit Schwindelerleben
- ein schwankender, meist niedriger Blutdruck

Die dabei auftretenden Gefühle können in der Folge wie bei einem organisch bedingten Schwindelanfall erlebt werden – auch ohne organische Ursache. Das können Unsicherheit, Angst und Panik sowie vegetative Symptome wie Schwitzen, Ansteigen des Blutdrucks, Herzklopfen und so weiter sein (Abbildung 21).

In einem Kreislauf aus

- der erlebten Ohnmacht beim Anfall und auf unbestimmte Zeit danach,
- Angst vor dem nächsten Schwindel,
- Verkennung der Angst als Schwindel,
- zunehmenden Gefühlen von Schwindel bei bestimmten – wieder mit Angst besetzten – Begleitumständen,
- zunehmender Angst vor dem immer häufiger und länger werdenden Schwindel

kann das erlebte Schwindelgefühl ausufernder und immer unspezifischer werden.

Wir lernen dabei, dass bestimmte Umstände und Gefühle mit Schwindel verbunden werden. Sie kennen das zum Beispiel beim Anblick von einer Zitrone: So kann es schon zu einem Speichelfluss kommen, wenn ich mir eine Zitrone nur vorstelle. Bei der Angst vor dem nächsten Schwindel reicht deswegen oft

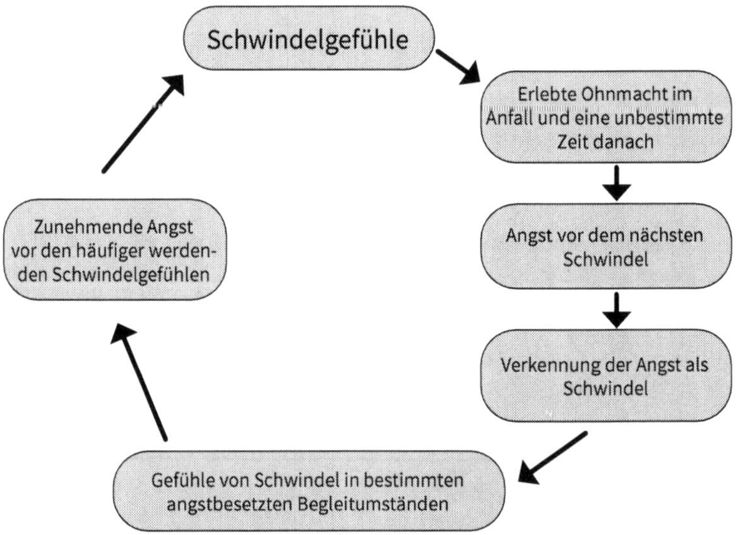

Abbildung 21

Schwindelgefühle lösen Angst aus und die Angst verstärkt den Schwindel.

ein – für andere – harmloser Auslöser, um den Schwindel hervorzurufen. Für die Betroffenen selbst ist die meist allmähliche Ausweitung des Schwindels auch auf den seelischen Bereich von allein kaum zu bemerken.

Diagnostik

Beim seelischen Schwindel findet man typischerweise keinen organischen Befund, der die Symptomatik ausreichend erklären würde. Dennoch müssen organische Gründe vorher ausreichend ausgeschlossen werden. Dies ist eine Voraussetzung dafür, dass Experten für die Seele auf einer sicheren Grundlage mit Ihnen arbeiten können.

Die Diagnose wird erarbeitet in Aufnahmegesprächen (in der Klinik) oder in den sogenannten probatorischen Sitzungen in einer ambulanten Therapie. Diese dauern in der Regel 50 Minuten, was schon deutlich mehr Möglichkeiten des Sprechens und Zuhörens ermöglicht als in einer Kassenambulanz. Sie haben dabei die Möglichkeit, Ihren Schwindel und Ihr Leiden mit Ihren Worten und Ihren Empfindungen zu schildern. Sie werden gefragt, welche Auswirkungen der Schwindel auf Sie und Ihre Umgebung hat. Wichtig ist abzustimmen, für welche konkreten Ziele Sie Hilfe wünschen.

Wer kann helfen?

Auf den Schwindel der Seele haben sich Psychotherapeuten (ärztliche wie psychologische), Psychosomatiker und Psychiater spezialisiert.

Therapie

Menschen mit Angst- und depressiven Erkrankungen profitieren am meisten von einer Psychotherapie. Diese kann gegebenenfalls durch antidepressive Medikamente unterstützt werden. Meistens hat man es im großen Feld der psychotherapeutischen Ansätze mit den beiden – von den Krankenkassen anerkannten – Verfahren zu tun: die sogenannten tiefenpsychologischen und die verhaltenstherapeutischen Verfahren.

Ein pragmatischer und wirksamer Ansatz für die aktive Bewältigung des Schwindelerlebens und -verhaltens ist der Ansatz der systematischen Desensibilisierung. Diese wird in dem Buch „Psychotherapie bei Schwindelerkrankungen" (siehe Literaturhinweise) ausführlich beschrieben. Die systematische Desensibilisierung kann sowohl verhaltenstherapeutisch wie auch tiefenpsychologisch ausgestaltet werden. Der rote Faden besteht in einer gut vorbereiteten und unterstützten, gestuften Auseinandersetzung mit den einzelnen schwindelauslösenden Situationen. Auf dem Weg dahin und dadurch kann eine schrittweise Verbesserung der Gleichgewichtsfähigkeit sowie eine Verminderung der – meist nicht angemessenen – Angst erreicht werden.

Wenn die Welt noch mehr aus den Fugen gerät: Schwindel bei psychiatrischen Erkrankungen

Schwindlig kann Menschen werden, wenn sich Veränderungen des Denkens, des Fühlens und des Antriebs einstellen, die dazu führen, dass der Alltag nicht mehr ausreichend bewältigt werden kann. Das kommt bei schweren Depressionen und ihrem Gegenstück, den antriebsgesteigerten, „rasenden" Entwicklungen (Manien) vor. Schwindel und Übelkeit können aber auch auftreten bei Essstörungen und beim Missbrauch von Substanzen, selbst wenn (noch) keine Abhängigkeit besteht. Wenn die Beeinträchtigung der seelischen Funktionen ein so großes Ausmaß erreicht hat, dass dadurch Einsicht und die Fähigkeit, den üblichen Lebensanforderungen zu entsprechen oder der Realitätsbezug erheblich gestört ist, gilt dies als Psychose. Dies geht einher mit einer generellen Dünnhäutigkeit gegenüber Kränkungen. Im Kontrast dazu steht oft die Heftigkeit der Reaktionen der Betroffenen, die für Außenstehende kaum verständlich sein können. So führt eine Psychose meist auch zu einer Katastrophe im Netz der zwischenmenschlichen Beziehungen. Dann können sich Abgründe existenzieller Verunsicherung auftun: „[…] den Patienten schwindelt, wenn das ganze Dasein seinen Boden verliert" (Jaspers 1973, zit. nach Rudolph 1998).

Dabei wird das Wort Schwindel zu einer Metapher für ein Erleben, das manchmal durch nichts anderes zu beschreiben ist. Die Betroffenen sind meist fest davon überzeugt, dass der Schwindel organisch begründet ist. Eine seelische Ursache bei ihnen scheint unglaublich und unannehmbar.

Dies führt bei allen Beteiligten – dem Patienten, seiner Familie, aber auch Gesundheitsarbeitern – zu Verunsicherung und teils heftigen und oft widersprüchlichen Gefühlen. So leiden auch die Angehörigen psychisch Kranker unter der drohenden Zerstörung der ehedem gewohnten, bis dahin selbstverständlich erscheinenden Beziehungen. In solchen Fällen bedarf nicht nur der Kranke, sondern auch seine persönliche Umgebung einer vermittelnden und stützenden Hilfe.

Therapie

Patienten in einer Psychose(-Phase) benötigen ein klar strukturiertes, therapeutisches Umfeld. Nötig sind dabei:

- eine angstreduzierende Umgebung mit Therapeuten, die sich in der Beziehung sicher genug fühlen können
- Beziehungshilfe zur Regulierung von Nähe und Distanz – auch über klare, einzuhaltende Behandlungsregeln
- eine abgestufte Förderung der gesunden Anteile, etwa mit Ergo- und Sozio- sowie Gestaltungstherapie
- nicht zuletzt eine angemessene Medikation, vorzugsweise aus einer fachpsychiatrischen Hand

Dabei sind Psychopharmaka ungeliebte Medikamente und Psychiater Ärzte, mit denen man möglichst nichts zu tun haben will. So werden fatalerweise psychiatrische Fachärzte beim Auftreten psychischer Probleme zuletzt aufgesucht. Sie werden meist erst weit nach dem Hausarzt, Angehörigen, Freunden und Bekannten zurate gezogen, wenn der Erstkontakt nicht sogar erst in der Klinik stattfindet.

Nicht nur in der Bevölkerung, sondern auch bei Medizinern und Psychologen hält sich die Grundüberzeugung, dass Psychopharmaka selbst bei schweren psychischen Störungen eher vermieden werden sollten. Wer Psychopharmaka verordnet und wer sie einnimmt, muss mit Missbilligung der Angehörigen und der Umwelt rechnen. Zu allem Überfluss können viele Neuroleptika und Antidepressiva auch Schwindel als Nebenwirkung haben. Dies ist meist ein Kreislaufschwindel, der mit einer Verschlimmerung der Grundkrankheit nichts zu tun hat und der kompensiert werden kann. So ist die Medikamentenbehandlung bei psychischen Störungen eine komplexe Angelegenheit, die möglichst von den dafür ausgebildeten Fachärzten, eben den Psychiatern durchgeführt und kontrolliert werden sollte.

Dennoch sind Psychopharmaka meist nicht die Heilung wie Insulin bei Diabetes oder Blutdrucksenker bei Bluthochdruck. Aber sie können insbesondere Symptome und psychische Störungen wie Angst, Depressivität, aber auch Halluzinationen unterdrücken. Mit antidepressiven Medikamenten kann man oft eine Stimmungsaufhellung und Aktivierung erreichen. Mit Neuroleptika werden die quälenden Symptome der Psychosen aus dem schizophrenen Formenkreis zugänglich. Das mindert meist die Verfolgungsangst, die psychisch motorische Erregung und Halluzinationen – im gewissen Umfang auch Denkstörungen.

So können Psychopharmaka – wenn sie nötig (indiziert) sind - eine Wende im Krankheitsgeschehen einleiten. „Viel mehr kann die psychiatrische Pharmakotherapie nicht", stellt Asmus Finzen (1993) fest. Aber bei nüchterner Betrachtung des Alltags fügt er hinzu, das sei sehr viel. So hat die Psychopharmakotherapie 100.000 Menschen mit Störungen aus dem schizophrenen Formenkreis zwar nicht von der Krankheit, wohl aber vom Zwang zur Dauerhospitalisierung befreit. Die Behandlung mit Antidepressiva und die Prophylaxe mit Lithium bewahren viele Kranke vor regelmäßig wiederkehrenden Perioden unerträglichen Leidens, vor sozialem Abstieg und Tausende vor dem Suizid.

Teil III:
Wiederholter Schwindel

Wiederholter Schwindel mit zunehmenden Hörverlusten: Die Menièresche Erkrankung

Das Wichtigste auf einen Blick

- Die Menièresche Erkrankung (Morbus Menière) ist eine oft heftige, aber gutartige Erkrankung des Innenohrs.
- Die Erkrankung wird zu häufig fehldiagnostiziert.
- Verlauf, Erleiden und Erleben der Erkrankung hängen wesentlich von der Verarbeitung und der aktiven Aneignung von Bewältigungsstrategien ab.
- Die Symptomatik der Erkrankung ändert sich im Verlauf.

Ein wiederholter, anfallsartiger Drehschwindel, zusammen mit einem – akuten – Hörverlust und einem meist tief klingenden Tinnitus weist auf eine Innenohrerkrankung hin. Diese ist ähnlich „umwerfend“ wie ein einmaliger Gleichgewichtsausfall (siehe Seite 53). Benannt wurde diese Erkrankung nach dem französischen Arzt Prosper Menière. Dieser erkannte als Erster, dass die beschriebenen Symptome durch eine Irritation des Innenohrs und nicht des Gehirns ausgelöst werden. Prosper Menière hat dies 1861 – hier in der Übersetzung von Lutz Blumenbach 1955 – eindrucksvoll beschrieben:

> *„Ein kräftiger junger Mann wird plötzlich, ohne erkennbare Ursache, von Schwindel, Übelkeit und Erbrechen befallen; eine unaussprechliche Angst lässt seine Kräfte schwinden; sein Gesicht, blass und in Schweiß gebadet, kündigt eine nahe Ohnmacht an. Oft fühlt sich der Kranke zunächst schwankend und betäubt, stürzt dann zu Boden, ohne sich wieder erheben zu können. Auf dem Rücken liegend, kann er dann nicht die Augen heben, ohne die Dinge im Raum umherschwirren zu sehen, die kleinste, dem Kopf mitgeteilte Bewegung vermehrt Schwindel und Übelkeit; das Erbrechen tritt erneut auf, sobald der Kranke versucht, seine Lage zu ändern. Der Patient kann weder den Kopf heben noch sich nach rechts oder links drehen, ohne das Gleichgewicht zu verlieren; sein Gang*

wird unsicher, er neigt sich, ohne es zu wollen, nach einer Seite, oft ist er sogar gezwungen, sich gegen eine Wand zu lehnen. Der Boden scheint ihm uneben, er stößt sich an den kleinsten Hindernissen, die beiden Beine sind nicht mehr gleich geschickt, eine Treppe hinaufzugehen. Anders ausgedrückt: Die Steh- und Gehmuskeln arbeiten nicht mehr mit der gewohnten Regelmäßigkeit. Jede etwas heftige Bewegung ruft Funktionsstörungen derselben Art hervor.
Lässt sich der Kranke beim Hinlegen plötzlich in die waagerechte Lage fallen, so gerät das Bett nebst allen Dingen in der Umgebung in gewaltig kreisende Bewegung, er glaubt sich auf der Brücke eines Schiffes, von mächtigem Schlingern geschaukelt, und alsbald tritt Übelkeit auf, genau wie im Beginn einer Seekrankheit.
Nimmt der Kranke dagegen beim Aufstehen plötzlich senkrechte Haltung an, so treten dieselben Erscheinungen ein, und will er sich in Bewegung setzen, so dreht er sich um sich selbst und fällt augenblicklich um. Wie man alsdann beobachten kann, ist sein Gesicht blass, es droht eine Ohnmacht, der Körper bedeckt sich mit kaltem Schweiß und alles deutet auf eine tiefe Angst hin. Doch es dauert nicht lange, so meldet der aufmerksame Patient, es seien bestimmte Phänomene aufgetreten, so z. B. oft starke, andauernde Geräusche in den Ohren, und dann pflegt das Gehör auf einer, manchmal auch auf beiden Seiten merklich schwächer zu werden.“

Der Schwindel kann von 20-minütigen Anfällen bis zu stundenlangen, schweren Drehschwindelattacken mit heftigem Erbrechen variieren. Das Hören erholt sich bei den ersten Anfällen oft. Auf die Dauer nimmt der Hörverlust allerdings zu. Der die Erkrankung begleitende Tinnitus klingt meistens tief oder brummend. Die Menièresche Erkrankung kann im günstigen Fall einen leichten Verlauf nehmen.

Im ungünstigen Fall *kann* sie führen zu

- einer meist einseitigen Schwerhörigkeit,
- einer zunehmend eingeschränkten Funktion des Gleichgewichtsorgans auf der betroffenen Seite,
- einem Leiden am Tinnitus,
- Unsicherheit, Hilflosigkeit, Angst und Panik im Gefolge der Schwindelanfälle sowie zu ängstlich beobachtenden und depressiven Entwicklungen.

Inzwischen weiß man, dass sich bei dieser Erkrankung die (Lymph-)Flüssigkeit in den Gehör- und Gleichgewichtsorganen staut. Durch diesen Stau kann das fein ausgeklügelte System der Sinneswahrnehmung gestört werden. So kann es zu einem regelrechten Chaos im Gleichgewichtsorgan und zu Ausfällen im Hörorgan kommen. Die Auswirkungen auf das Augenzittern (Nystagmus) sind während des Anfalls gut zu sehen.

Medizinisch wird dieser Stau im Innenohr endolymphatischer Hydrops genannt. Die Ursachen sind leider weiterhin unklar.

Angstschwindel und Schwindelangst

Wem das Gleichgewicht so massiv wie bei den Menière-Attacken verloren geht, verliert oft Halt und Sicherheit. Dabei kann die Angst so groß werden, dass sie selbst als Unsicherheit und Schwindel empfunden wird. Über die reinen Anfälle hinaus kann sich dann ein ständiges Schwindelgefühl bemerkbar machen. Dies kann sich wie Taumeligkeit, Standunsicherheit, Wackeln, aneckend oder wirr im Kopf anfühlen.

Diagnostik

Notwendig sind die Erhebung der Krankheitsgeschichte sowie eine Diagnostik beim Hals-Nasen-Ohren-Arzt. Dabei gibt es keine Einzeluntersuchung, die *allein* die Diagnose der Menièreschen Erkrankung sichert. Schwierig ist vor allem die Unterscheidung von der Migräne mit Schwindel (siehe Seite 60). Offensichtlich sind die schwankenden Hörverluste (siehe Abbildung 10), die aber nur ein Teil der Erkrankung sind und auch bei Menschen ohne Menière vorkommen können.

Dennoch ergibt sich aus den Schilderungen der Patienten und den erhobenen Befunden ein Gesamtbild. Dabei helfen der Kopf-Impuls-Test, die Kalt-Warm-Spülung und die Entwicklung des Hörverlustes, das Krankheitsbild von anderen abzugrenzen. Der Vergleich des Kopf-Impuls-Testes mit der kalorischen Prüfung ist von besonderer Bedeutung. So bleiben die Reaktionen auf schnellere Bewegungen (Kopf-Impuls-Test) meist länger erhalten als die auf niederfrequente Reize (kalorische Prüfung). In sehr wenigen spezialisierten Zentren kann ein Stau im Innenohr nach der Gabe eines Kontrastmittels mit Magnetresonanztomografie erkennbar werden. Mit am aufschlussreichsten kann die Untersuchung der Augenbewegungen während eines Anfalls sein. Deswegen sollten diese – am besten von einem Unbeteiligten - etwa mit einem Handy aufgenommen werden.

Wer kann helfen?

Die Menièresche Erkrankung fällt in das Gebiet der Hals-Nasen-Ohren-Heilkunde. Neurologische Kompetenz wird vor allem zum Ausschluss ähnlicher Erkrankungen benötigt. Überwiegen bei den Schwindelbeschwerden die nicht organischen Anteile, kann oft eine psychologische oder psychosomatische Behandlung hilfreich sein.

Therapie

Die Menièresche Erkrankung ist eine der Krankheiten, die *an sich* wohl nicht heilbar sind. Dennoch kann man viele Auswirkungen des Innenohrschadens ausgleichen und einige günstig beeinflussen.

Dazu gehören:

- die effektive Dämpfung des akuten Anfalls
- der Versuch der Anfallsminderung mit Kortisongaben ins Mittelohr
- der Ausgleich der Schwerhörigkeit, unter anderem mit Hör- und CROS-Geräten (Contralateral Routing Of Signals) bis zum Cochlear-Implant
- die Verarbeitung der Erkrankung
- die Unterstützung bei zwischenmenschlichen Problemen und Herausforderungen
- die Rückgewinnung von Sicherheit bei reaktiven psychogenen Schwindelkomponenten
- gegebenenfalls die endgültige Ausschaltung des Gleichgewichtsorgans als allerletzte Möglichkeit

Die Akuttherapie der Menièreschen Krankheit

Beim akuten Anfall stehen eine Reihe von effektiven schwindeldämpfenden Medikamenten (Dimenhydrinat, zum Beispiel Vomex) als Tablette, Zäpfchen und als Injektion zur Verfügung. Tablette und Zäpfchen helfen, sich selbst bei einem möglichen Anfall zu helfen. Ein Handy sorgt dafür, dass von überall Hilfe erbeten werden kann. Das Handy sollte aber auch genutzt werden, um die Augenbewegungen aufzunehmen oder besser noch aufnehmen zu lassen.

Die Therapie nach den akuten Anfällen

Medikamentös werden oft kurzfristig harntreibende, entwässernde Substanzen (Diuretika) und langfristig Betahistine vorgeschlagen. Bei beiden gibt es keinen Nachweis für die Wirksamkeit.

Chirurgisch wird die sogenannte Sakkotomie – eine Freilegung des endolymphatischen Sackes (siehe Abbildung 1) – in vielfältigen Variationen durchgeführt. Dabei haben die Befürworter die Hoffnung, dass dies einen günstigen Einfluss auf den Stau der Endolymphe nimmt. Diese Operation ist umstritten und wird unter anderem in den neurologischen Leitlinien als wirkungslos bezeichnet. Erfolg versprechend scheint die Gabe von Kortison ins Mittelohr – also direkt in die Nähe des Gleichgewichtsorgans – zu sein. Dies scheint ähnlich gute Erfolge bei der Minderung des Attackenschwindels zu haben wie die Gabe von Gentamycin (siehe Seite 124).

Das Hörvermögen kann lange mit einem Hörgerät weitestgehend ausgeglichen werden. Auch wenn das Hörvermögen nicht mehr ausreicht, um über das betroffene Ohr Sprache zu verstehen, kann das Resthörvermögen genutzt werden, um zumindest räumliche Zuordnungen zu ermöglichen. Dies geht eben nur mit zwei Ohren. Sollte man das Hörvermögen komplett verlieren, hilft ein sogenanntes Cochlear-Implantat. Dies ersetzt das Innenohr durch eine sehr kleine elektronische Prothese, die Impulse an den intakten Hörnerv geben kann.

Tritt der innenohrbedingte Schwindel häufiger als zweimal die Woche auf und ist das Hörvermögen im Sprachbereich ausgefallen, kommen auch Maßnahmen in Betracht, die das Schwindelzentrum im Innenohr ausschalten. Dazu gehört die Injektion des ohrengiftigen Antibiotikums Gentamycin direkt vor das Innenohr. In der Regel als letzte Maßnahme kann der Gleichgewichtsnerv durchtrennt werden (Neurektomie).

- Nachteil bei der Gentamycingabe ist die Gefährdung des verbliebenen Hörvermögens. Dies muss bedacht werden, auch wenn das Verfahren immer sicherer zu werden scheint und damit das Risiko der Hörschädigung immer kleiner wird.
- Nachteil bei der Neurektomie ist der relativ risikoreiche neurochirurgische Eingriff, wobei auch dieses Verfahren immer sicherer geworden ist.

Unabhängig von allen therapeutischen Bemühungen scheint durchschnittlich nach neun Jahren bei 75 Prozent der Betroffenen die Menièresche Krankheit

„auszubrennen". Das bedeutet, die Schwindelanfälle werden schwächer oder verschwinden ganz.

Unterstützung bei der Bewältigung

Beim Morbus Menière ist der organische Anteil des Schwindels hoch. Dennoch hängen der Verlauf, das Erleiden und Erleben der Erkrankung auch von der Verarbeitung und der aktiven Aneignung von Bewältigungsstrategien ab. Was oft die Möglichkeit einer Kassenarztpraxis überschreitet, ist die psychosomatische Unterstützung beim Umgang mit den Auswirkungen der Erkrankung. Leisten können dies eine ambulante oder stationär rehabilitative Psychotherapie.

Ein gestuftes Körpertraining hilft, die im Verlauf der Menièreschen Krankheit häufig festzustellenden Ausfälle im Gleichgewichtsnetzwerk wieder auszubessern. Es hilft auch nach Eingriffen am Gleichgewichtsapparat, die Kompensationszeit bis zu einer neuen Standsicherheit zu verkürzen.

Perspektivisch geht es auch um eine Hilfe zur Selbsthilfe, die das Engagement der Betroffenen in Selbsthilfegruppen einbezieht. Zu diesen kann über die Deutsche Tinnitus Liga (DTL) und den Verein Kontakte und Informationen für Morbus Menière (KIMM) Kontakt aufgenommen werden (siehe Adressen im Anhang und Abbildung 22). Eine ausführliche Darstellung des Krankheitsbildes in seinen körperlichen und psychischen Anteilen findet sich in dem Buch „Morbus Menière" (siehe Literaturhinweise).

Abbildung 22

Logo der Selbsthilfe Kontakt und Information zu Morbus Menière (KIMM)

Schwindelattacken beim Husten, Niesen und Pressen: Defekte der knöchernen Kapsel

Das Wichtigste auf einen Blick

Leitsymptome sind kurze Drehschwindelattacken oder Schwankschwindel, die durch Druckänderungen ausgelöst werden.

Auslöser können sein:

- Husten
- Niesen und Pressen
- schweres Heben
- sehr laute Geräusche (Tullio-Phänomen)

Zusätzliche Symptome sind möglich:

- das unangenehme Hören der eigenen Stimme (Autophonie)
- lautere Wahrnehmung von Körpergeräuschen (zum Beispiel Herzschlag, Kaugeräusche)
- pulssynchrones Ohrgeräusch

Das Gleichgewichtsorgan muss in einer festen, knöchernen Umhüllung eingebettet sein. Nur dann ist der Gleichgewichtsanteil unempfindlich gegenüber Schallimpulsen. Dabei werden die schlauchförmigen Bogengänge von dem Felsenbein dicht umschlossen und von einer Flüssigkeit, der sogenannten Perilymphe, umspült.

Der ebenfalls von der Perilymphe umspülte Höranteil wird von einem weicheren Material umgeben. Das ist eine wichtige Bedingung dafür, dass Schalleinwirkungen im Höranteil verarbeitet werden können. Dies kommt durcheinander, wenn eine Lücke im Knochen dazu führt, dass die Bogengänge des Gleichgewichtsorgans eben nicht (mehr) knochendicht abgeschottet werden können. Es kommt zu einer Perilymphfistel.

Dabei können Druckänderungen zu Irritationen des Gleichgewichtsorgans führen – während des Druckereignisses. Dies kann beim Husten, Niesen und

Pressen oder bei schwerem Heben oder manchmal auch durch sehr laute Geräusche verursacht werden. Bemerkbar macht sich das als – oft ruckartige – Scheinbewegungen der Umwelt. Für die Dauer des – begrenzten – Anfalls lassen sich Augenzitterbewegungen (Nystagmen) beobachten.

Da die Perilymphe sowohl den Gleichgewichtsanteil wie den Höranteil umgibt, können sich die Druckveränderungen auch auf den Höranteil auswirken. So finden sich in unterschiedlichsten Kombinationen

- die ungewöhnlich laute Wahrnehmung der eigenen Stimme (Autophonie),
- die lautere Wahrnehmung von Körpergeräuschen (zum Beispiel Herzschlag, Kaugeräusche),
- ein pulssynchrones Ohrgeräusch,
- ein schwankendes Hörvermögen.

Hörbarer „Plopp"

Die Defekte, die den Perilymphfisteln zugrunde liegen, können schon angeboren sein. Manchmal werden sie nach einer zusätzlichen Belastung, etwa nach einem Unfall, schwerem Heben oder chirurgischen Eingriffen zum Problem. Dann beginnt die Symptomatik oft plötzlich mit einem hörbaren „Plopp" im betroffenen Ohr, dem Schwindel folgt.

Diagnostik

Da der Schwindel abhängig ist von veränderten Druckverhältnissen, kann man diese nachstellen. So lassen sich die Symptome provozieren. Mit einem Politzer-Ballon kann man etwa Druck auf das Trommelfell geben und die Augenbewegungen beobachten. Bei einer Perilymphfistel kann man Augenzitterbewegungen (Nystagmen) in der Ebene des betroffenen Bogengangs auslösen.

Bei der Untersuchung des Hörens findet man oft ein zu gutes Resultat, wenn man die Hörprüfung über die Knochen und nicht wie sonst über die Luft durchführt. Typischerweise werden auch vestibulär evozierte myogene Potenziale (siehe Seite 35) schon bei sonst sehr geringen Reizen ausgelöst. Beweisend ist eine hochauflösende Computertomografie des Felsenbeins mit einer speziellen Darstellung in der Ebene des Bogengangs.

Therapie

Bei Patienten mit einer akuten Fistel, etwa nach Anstrengung und Anspannung, reicht oft eine konservative Behandlung. Diese beinhaltet Bettruhe mit erhobenem Kopf für eine Woche. Die nächsten sechs Wochen sollten anstrengende Bewegungen vermieden werden.

Bei andauernden Problemen aufgrund von Knochendefekten des oberen oder unteren Bogengangs bestehen zurzeit zwei operative Möglichkeiten, die gut überlegt werden müssen:

- Man ersetzt die fehlende Knochenschicht in einem neurochirurgischen Eingriff.
- Man bringt einen Pfropf in den Bogengang, der mit einer knöchernen Schicht verklebt wird.

Exkurs: Das Tullio-Phänomen

1929 beschrieb der Arzt Pietro Tullio, dass Schallreize Auswirkungen auf das Gleichgewichtsorgan haben *können*. Deswegen wird heute das Auftreten von Schwindel durch akustische Reize von mehr als 90 Dezibel Lautstärke als Tullio-Phänomen bezeichnet. Zu beobachten sind Augenbewegungen weg von der beschallten Seite.

Nach der Entdeckung Amerikas und ihrer Bewohner löste die von dort mitgebrachte Syphilis eine Entzündungsreaktion auch im Innenohrbereich aus. Das führte dazu, dass an Syphilis Erkrankte etwa beim Läuten der Kirchenglocken hinstürzten. Es lag bei dem damaligen Denken nahe, dass die Betroffenen dies als Strafe Gottes für ihr „sexuell sündiges Verhalten“ hielten.

Heute weiß man, dass ein lauter Schall - unabhängig von den Glocken der Gotteshäuser – Auslöser eines Schwindelanfalls sein kann, wenn das Innenohr „knöchern angefressen“ ist. Heute kann man der Infektion mit Penizillin zu Leibe rücken – und das Fortschreiten der Syphilis stoppen. Auch wenn die Syphilis-Infektionen wieder zunehmen, sind Tullio-Phänomene nach Operationen im Mittelohr häufiger. Diese können auftreten, wenn die Verbindung zwischen dem Steigbügel und dem Gleichgewichtsorgan verringert wird. Dies ist in der Regel ein wichtiges Zeichen dafür, dass die Operation wiederholt werden muss.

Es wird schwarz und duselig: Herz-Kreislauf-Erkrankungen

Das Wichtigste auf einen Blick

Symptome sind:

- Schwanken und Benommenheit bis hin zur Ohnmacht (Synkope)
- Leeregefühl im Kopf
- Verlangsamung oder Verwirrung des Denkens
- Gefühl drohender Ohnmacht
- Schwarzwerden vor Augen

Das Gehirn im Allgemeinen und das Gleichgewichtssystem im Besonderen müssen immer ausreichend versorgt werden. So muss das Blut über die Lunge Sauerstoff und Nährstoffe liefern sowie Kohlendioxid und Schadstoffe abtransportieren. Dazu braucht man ein funktionierendes Herz-Kreislauf- System.

Wenn Blutdruck- und Kreislaufprobleme vorliegen, findet sich oft eine Benommenheit, eine Leere im Kopf, eine Verlangsamung oder Verwirrung des Denkens und manchmal auch eine „Entrückung" von der Umwelt. Manchmal wird das Sehen unscharf oder das Gesichtsfeld zieht sich zusammen. Die Ohren scheinen „zuzuklappen" und beginnen zu rauschen. Hinzukommen können Übelkeit, Hitzewallungen, Schweißausbrüche und eine Standunsicherheit.

Im Extremfall wird es schwarz – erst mal vor den Augen. Das kann zu einer Ohnmacht mit einer kurzen Bewusstlosigkeit und einem Sturz führen (Synkope). Zu einem Zusammenbruch kann es etwa kommen, wenn das Blut im Körper „versackt". Das könnte nach zu schnellem Aufstehen oder nach einem deftigen Essen geschehen. Bei einer Vorschädigung der Halsarterien kann schon eine zu enge Krawatte den Blutfluss zum Gehirn abdrücken. Ein überfordertes oder „zu Tode erschrecktes" vegetatives Nervensystem kann bei der vasovagalen Synkope das Blut in die Venen versacken lassen.

Diagnostik

Grundlegende Untersuchungen sind die Blutdruckmessung in Ruhe, aber auch beim und nach dem Aufstehen. Noch mehr Erkenntnisse gewinnt man, wenn eine Langzeitblutdruckmessung durchgeführt werden kann.

Im Weiteren hilft ein Elektrokardiogramm, gegebenenfalls auch als Langzeitelektrokardiogramm bei der Abklärung. In dafür ausgerüsteten Praxen oder Kliniken können auch Ultraschalluntersuchungen des Herzens und der Blutgefäße, insbesondere der Halsschlagadern durchgeführt werden.

Wer kann helfen?

In den meisten Fällen wird der Hausarzt das Nötige diagnostizieren und therapieren können. Im Zweifel wird er Internisten und dabei insbesondere Kardiologen hinzuziehen.

Therapie

Zur dauerhaften Behandlung eines schwachen Kreislaufs mit zu niedrigem Blutdruck sind in der Regel vorsorgende und kräftigende Maßnahmen wie Ausdauersport oder regelmäßige Bewegung hilfreich. Auch sollte langsamer und mit Bedacht aufgestanden werden.

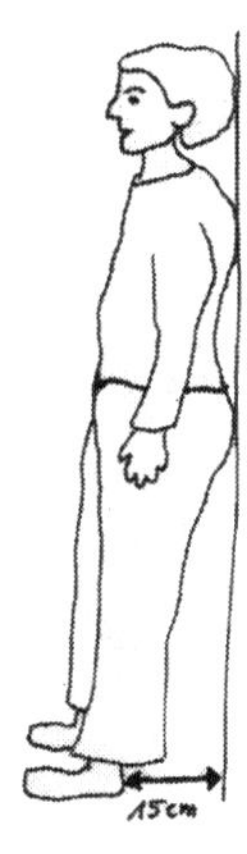

Abbildung 23

Mit dem Rücken an der Wand auf- und niederwippen.

Effektiv für nicht mehr so Bewegliche ist ein orthostatisches Training (siehe Abbildung 23):

- Dazu stellen Sie sich mit dem Rücken zu einer Wand.
- Rutschen Sie mit den Füßen circa 15 Zentimeter von der Wand weg.
- Jetzt wippen Sie in dieser Position von den Fersen auf den Vorderfuß und zurück.

Diese Übung sollte mindestens einen Monat lang jeden Tag 15 bis 20 Minuten durchgeführt werden.

Günstig ist auch, vor dem Aufstehen nach langem Sitzen die Beine abzuklopfen – wenn Sie keine blutverdünnenden Medikamente nehmen oder oberflächliche Krampfadern haben.

Gefährlicher als ein niedriger ist ein erhöhter Blutdruck. Dieser kann neben Kopfschmerzen auch Schwindel auslösen. Ein dauerhaft zu hoher Blutdruck erhöht deutlich die Gefahr eines Schlaganfalls oder eines Herzinfarktes. Deswegen muss und kann oft eine medikamentöse Therapie eingesetzt werden.

Wenn das Herz selber schwach geworden ist und etwa mit Herzrhythmusstörungen reagiert, kann dies immer wieder zu einer Minderdurchblutung des Gehirns kommen. Auch hier muss und kann oft eine medikamentöse Therapie eingesetzt werden.

Umstritten: Die Halswirbelsäule und der Schwindel

Das Wichtigste auf einen Blick

- Blockaden der Halswirbelsäule werden zu oft fälschlicherweise als Ursache eines sonst unklaren Schwindels vermutet.
- Klarheit kann eine manualtherapeutische Untersuchung erbringen.

Unser Kopf mit den Augen und den Gleichgewichtsorganen ist über die Halswirbelsäule flexibel mit dem Körper verbunden. Dabei ist es wichtig zu erkennen, wie sich die Stellung des Kopfes gegenüber dem Rumpf darstellt. Dazu finden sich in Hals und Nacken sehr viele Körpereigenfühler auf engem Raum, die mit den gleichgewichtsverarbeitenden Zentren im Stammhirn verbunden sind. So vermitteln die tiefen Nackenmuskeln ihre Spannung und ihre Bewegungen an das Gleichgewichtszentrum im Hirnstamm.

Umgekehrt müssen die Hals- und Nackenmuskeln das ausführen, was das Gehirn aus dem Zusammenspiel von Augen und Gleichgewichtsorganen vorgibt. Zu diesem Zweck finden sich in der Halswirbelsäule viele überwiegend kleine Muskeln, die – wie die Gleichgewichtsorgane – passend zu den drei Richtungen im Raum arbeiten. Deswegen besteht die verständliche Annahme, dass Fehlinformationen und Koordinationsstörungen im Übergang vom Kopf zum Körper auch Schwindel auslösen können. So gehen Unfälle mit Beteiligung des Nackens (etwa bei einem Schleudertrauma) oft mit Nackenschmerzen *und* Schwindel einher. Von Manualtherapeuten werden sogenannte Blockierungen der Halswirbelsäule als auslösend oder aufrechterhaltend für einen Schwindel angesehen.

Nun besteht ein akademischer Streit in der Frage, ob es einen eigenen Halswirbelsäulenschwindel (zervikalen Schwindel) gibt. Unabhängig davon kommt es tatsächlich vor, dass Schwindelpatienten unter Halsstarrigkeiten, Verspannungen und auch Nackenschmerzen leiden. Diese verbessern mit Sicherheit das Stehvermögen nicht. Wenn zudem die Muskulatur der Halswirbelsäule zu schwach ist, kann auch das zu Fehleindrücken führen, die als Schwindel empfunden werden können. So ist es sicherlich berechtigt, die Halswirbelsäule und ihre Muskulatur bei Gleichgewichtsstörungen einzubeziehen. Das ist unabhängig davon, ob die Halswirbelsäule ursächlich oder als Folge des Schwindels angespannt, verhärtet oder blockiert ist.

Gewagt ist dagegen das Versprechen, dass eine Therapie der Halswirbelsäule die Gleichgewichtssituation alleine verbessern kann. Zwar senden die Rezeptoren in der Halswirbelsäule viele Informationen an das Stammhirn. Diese können aber nicht die spezifischen Informationen aus dem Gleichgewichtsorgan übertönen.

Diagnostik

Grundlegend muss eine fachgerechte Untersuchung der Halswirbelsäule und ihrer Muskulatur erfolgen. Bei einer deutlichen Fehlfunktion (meist eine Blockierung) der ersten drei Halswirbel kann zudem ein einseitiges Druckgefühl in der Schläfengegend entstehen. Manchmal tritt auch ein tagelanges Unsicherheitsgefühl, verbunden mit Nackenkopfschmerz, auf.

Wer kann helfen?

Die Befunderhebung und die darauf aufbauende Behandlung sollten durch einen physiotherapeutischen oder ärztlichen Manualtherapeuten erfolgen.

Achtung: Bei einer Migräne – mit oder ohne Schwindel – treten oft aufsteigende Nackenschmerzen auf. Das fühlt sich so an, als steige eine schmerzhafte Veränderung von der Halswirbelsäule zum Kopf hoch, die dann die Symptome auslöst. Tatsächlich ist es aber so, dass die Migräne oft zuerst schmerzhaft im Nackenbereich wahrgenommen wird, ehe danach (zeitlich – aber eben nicht ursächlich) das Vollbild einer Migräne entsteht.

Wenn die Augen nicht mehr mitkommen: Die Überforderung des Sehens und der visuelle Schwindel

Da wir Menschen prinzipiell „Augentiere“ sind, ist das optische System mehr oder weniger dominant. So spielt der Sehsinn für die Orientierung im Raum eine wichtige Rolle. Dabei setzt sich das Gehirn aus dem, was an optischen Signalen über die Hornhaut und die Linse auf die Netzhaut trifft, ein Bild von der Welt zusammen. Dazu benötigt es einen intakten Regelkreis aus Wahrnehmung, zentraler Bildverarbeitung und Steuerung der Augenbewegungen.

Dies kann an verschiedenen Punkten gestört sein:

- Wenn die Kommunikation zwischen beiden Augen und ihre Verarbeitung im Gehirn gestört ist, kommt es bei Kopfbewegungen und beim Gehen oft zu Schwindel und verschwommenem Sehen.
- Bei angeborenen Sehfehlern und Schielen ist das Sehen anstrengender und eingeschränkter. Aber in der Regel verarbeitet dies das Gehirn ohne Schwindelgefühle. Wenn aber eine Veränderung im Laufe des Lebens auftritt, kommt das Zusammenspiel zwischen dem Seheindruck und den abgespeicherten Mustern im Gehirn durcheinander und verwirrt die Wahrnehmung und Orientierung. Am häufigsten zeigt sich dies beim Tragen einer neuen Brille. In der Regel dauert die Gewöhnungsphase nur einige Tage bis maximal einige Wochen. Längere Anpassungszeiten können bei einer Gleitsichtbrille auftreten.
- Im Alter können zum Beispiel Trübungen der Linse (grauer Star) und Glaukome (grüner Star) die Sehfähigkeit und damit die Orientierung schwinden lassen.
- Als Migränevorboten können in der sogenannten Aura verschiedene Fehleindrücke gesehen werden. Das können Sternchen, Blitze oder auch mal Sand vor den Augen sein.
- Treten Doppelbilder auf, liegt die Ursache meist im Bereich des Hirnstamms und der Hirnnerven.
- Eine Multiple Sklerose kann neben Schielstellungen häufiger mit Episoden von einseitigen Sehnervenentzündungen von ein bis drei Wochen Dauer einhergehen.

Der visuelle Schwindel

Auch die besten Augen können überfordert werden. Genauer gesagt wird die Kapazität der Zuordnungs- und Verarbeitungsleistung von optischen Eindrücken überschritten. Dies geschieht etwa beim Passieren entlang sehr kontrastreicher Umgebungen, zum Beispiel an Supermarktregalen. Visueller Schwindel kann aber auch durch zu rasche und nicht vorhersehbare Verkehrsbewegungen, ein unkonzentriertes Vorbeigehen an fließendem Wasser oder auch bei Fehlwahrnehmungen der eigenen Bewegungen auftreten.

Ebenso sind Menschen mit Migräne empfänglicher. Sie klagen oft schon über Schwindel, wenn die Scheibenwischer im Pkw „schnell tanzen“ oder Schneeflocken über die Windschutzscheibe strömen. Visueller Schwindel kann auch auftreten, wenn Menschen zu viel vor dem Bildschirm sitzen, dabei nicht genug Pausen einlegen und dafür sorgen, dass auch die anderen Anteile des Gleichgewichtssystems in Bewegung bleiben. Dann rutscht auch mal das Bild mit oder verschwimmt mit Schwindelgefühlen, wenn von Bildschirm zu Bildschirm geschaut wird.

Schon bei Kindern findet sich so immer häufiger ein Schwindel aus Überforderung des Sehvermögens bei maßlosem „Daddeln“ und Computerspielen. Das kann manchmal sogar zu einer Erschöpfung der Augenmuskeln führen, sodass man belastungsabhängig ins Schielen abgleitet.

Im Erwachsenenalter ist es die zunehmende Bildschirmarbeit, was die Augen über- und den Körper unterfordert. Wenn dann noch andere Säulen des Gleichgewichtssystems eingeschränkt sind, eine Brille nötig wird oder ein Gleichgewichtsorgan geschädigt ist, schwinden auch die Ausgleichmöglichkeiten des Sehsystems. Auch davon handelt das nächste Kapitel.

Anhaltender, überdauernder Schwindel

Das Wichtigste auf einen Blick

- Es gibt einen hilfreichen Ansatz, einen anhaltenden Schwindel von seiner organischen Seite zu erklären.
- Grundlage ist die Vorstellung einer ausbleibenden Wiederanpassung nach einer akuten Verunsicherung.
- Die Rückkehr in ein neues Gleichgewicht kann durch Fehlanpassungen und Angst doppelt gehemmt werden.

Schwindel ist für das Gleichgewichtssystem ein verwirrendes und beängstigendes Ereignis.

Die Auslöser können vielfältig sein. Dazu gehören zum Beispiel:

- vom Gleichgewichtsorgan ausgehende Erkrankungen wie ein Gleichgewichtsausfall, ein (wiederholter) gutartiger Lagerungsschwindel oder ein Morbus Menière
- andere organische Erkrankungen mit Schwindel oder Ohnmachtserleben wie eine vestibuläre Migräne oder ein plötzlicher Bewusstseinsverlust (Synkope)
- akute Angstattacken (Panikattacken)

Diese Ereignisse erfordern eine Anpassung in der Krise (Adaptation). Ziel ist es, die Weiterleitung der Impulse aus dem geschädigten Gleichgewichtsanteil zu hemmen. Dies wird organisch vom Zentralnervensystem gesteuert. Gleichzeitig geht der Schwindel – in aller Regel – mit Angstgefühlen einher. Nun kann auch das Angstsystem den Informationsfluss aus dem Schwindelverursacher (zum Beispiel durch eine Schädigung eines Gleichgewichtsorgans) erschweren.

Das heißt: Sowohl aus organischen Gründen (Hemmung der verwirrenden organischen Impulse) wie auch aufgrund der Angstreaktion (psychisch) kann es zur Abschwächung der Impulse aus dem betroffenen Gleichgewichtsorgan kommen (doppelte Hemmung).

Dies ist zur Eindämmung des verursachenden Schwindels sinnvoll. Es hat aber Folgen: Bei einer Hemmung von Informationen aus dem Gleichgewichtsanteil ergibt sich ein (relatives) Überwiegen der optischen Wahrnehmung und der Körpereigenfühler.

Da wir überwiegend „Augentiere“ sind, haben die optischen Eindrücke einen großen Anteil im Gleichgewichtssystem. Allerdings arbeitet das visuelle System nur in einer unbewegten Umwelt im Optimalbereich. In Ruhe kann das visuelle System die Umgebung auch ohne Bezug zur Schwerkraft abbilden. Sobald aber Bewegungen hinzukommen, ist das visuelle System auf sich allein gestellt überfordert. Man kann dann nicht mehr verlässlich zwischen eigenen Bewegungen und Bewegungen aus der Umgebung unterscheiden. So können fälschlich Scheinbewegungen wahrgenommen werden. Dies erleben wir zum Beispiel im Zug auf dem Bahnhof. So empfinden wir in dem noch stehenden Zug eine Eigenbewegung, wenn wir einen abfahrenden Zug gegenüber sehen.

Was am Anfang sinnvoll ist, kann am Ende hemmend bleiben

Die Anpassungsleistungen sind im akuten Stadium sinnvoll. Sie müssen aber wieder *aufgegeben* werden, wenn die Störung beendet ist. Das ist bei einmaligen Schwindelereignissen einfacher als beim wiederholten Auftreten, zum Beispiel bei der Menièreschen Erkrankung (siehe Seite 78) oder einer vestibulären Migräne (siehe Seite 60).

Überwiegt die visuelle Wahrnehmung, muss sich dies auch auf unsere Empfindungen und Bewegungen auswirken. So machen wir vorsichtshalber kleinere und dafür vermehrte Haltungskorrekturen. Im weiteren Verlauf können sich Strategien der Haltungskontrolle verfestigen, die eher zum Ausgleich eines hohen (Sturz-)Risikos angemessen wären (wie beim Gehen auf Glatteis).

Diese Konzentration auf die visuelle Wahrnehmung kann zu einer Überempfindlichkeit gegenüber optisch ausgelösten Bewegungsimpulsen führen. Das kann auftreten beim Gehen durch lange Supermarktgänge und andere sehr kontrastreiche Umgebungen, zu rasche und nicht vorhersehbare Verkehrsbewegungen oder beim Vorbeigehen an fließendem Wasser. Es können aber auch Eigenbewegungen verkannt werden, etwa: Kommt meine Hand zum Kopf oder der Kopf zur Hand? oder: Gehe ich auf einen Gegenstand zu oder kommt er auf mich zu?

Verstärkt wird das Schwindelgefühl bei komplexen und präzisen Anforderungen (etwa Computerarbeiten, langen Autofahrten), bei denen das visuelle System gefordert ist. Das zieht zudem eine größere Ermüdbarkeit und Kopfschmerzen sowie einer Ermüdung des Sehens nach sich.

Die fehlende Rückanpassung geschieht häufiger bei Menschen,

- die hohe Angstlevel haben,
- die eine hohe Aufmerksamkeit auf die Gleichgewichtssymptome entwickeln
- und katastrophisierende Gedanken hinsichtlich der weiteren Entwicklung hegen.

Umgekehrt gibt es Resilienzfaktoren, die vor einem solchen Verlauf schützen. Resilienz ist die Fähigkeit eines Systems, mit Veränderungen umgehen zu können. Ein Beispiel für Resilienz im engeren Sinn ist die Fähigkeit eines Stehaufmännchens: Es kann sich aus jeder beliebigen Lage wieder aufrichten. Dafür kann es nicht gehen.

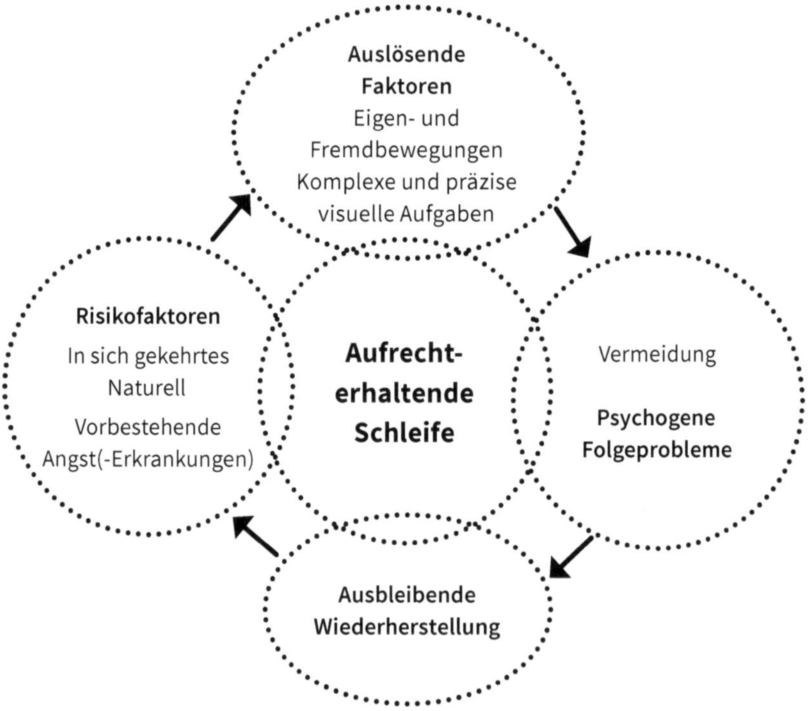

Abbildung 24

Eine schwindelerhaltende Schleife, übersetzt aus Staab (2012).

Eine anhaltende Schwindelempfindung wird verstärkt durch real wiederholte organische Ereignisse. Dies kann zu einer permanenten Schleife von gesteigerter Reaktion auf Bewegungsreize mit einem anhaltenden Sicherungsverhalten führen. Die gleichen Faktoren erhöhen das Risiko für eine Angsterkrankung oder depressive Reaktion – und dann wieder für eine Fehladaptation. Im ungünstigsten Fall kann sich eine aufrechterhaltende Schleife von ausbleibender Wiederherstellung und bewegungsabhängigen auslösenden Faktoren verfestigen. Dann bleiben die Betroffenen subjektiv und chronisch in einem beständigen Zustand der Fehladaptation, die durch eine Überempfindlichkeit gegenüber Bewegungsimpulsen gekennzeichnet ist (siehe Abbildung 24).

Diagnostik

Es ist wichtig, Erkrankungen aus der Vergangenheit von akuten Symptomen zu unterscheiden! Die Behandlung muss zwar die chronischen und wiederholten Ereignisse berücksichtigen, aber die Behandlungsansätze für vergangene Probleme können nicht die aktuellen Symptome verbessern.

Therapie

Hilfreich ist – bis zum Beweis des Gegenteils – die Durchführung eines gestuften Gleichgewichtstrainings (siehe Seite 26). Ist der visuelle Schwindel das führende Symptom, muss sich die Therapie auf die visuelle Desensibilisierung konzentrieren. Dazu brauchen Sie optische Bewegungsreize von zunehmender Größe und Dauer. Das geht auch am eigenen PC mit Internetzugang, zum Beispiel mit dem optokinetischen Training mit Videos unter www.schwindeltherapie.ch/optokinetisches-training.

Da der Angstkreislauf bedeutend ist, kann man sich auch vorstellen, dass antidepressiv wirkendende und auch oft die Angst mindernde Serotonin-Wiederaufnahme-Hemmer (SSRI) hilfreich sind. Sogenannte Schwindelmedikamente (Antivertiginosa) sind zur Dauerbehandlung des Schwindels ungeeignet. Sie hemmen den Kompensationsprozess des Gleichgewichtssystems (Beispiele: Flunarizin, Cinnarizin, Dimenhydrinat). Es besteht keine Indikation für den Einsatz von Betahistin.

Tragen psychogene Faktoren zur Aufrechterhaltung des Schwindels wesentlich bei, kann psychotherapeutische Unterstützung besonders hilfreich sein. Die Therapie besteht in einer vorbereiteten und unterstützten gestuften Konfrontation mit den einzelnen angst- und schwindelauslösenden Reizen. Auf diesem Weg können schrittweise wieder ein sicheres Auftreten und eine Minderung der Angst erreicht werden.

Teil IV:
Störungen des Nervensystems

Wenn der Boden nicht mehr wahrgenommen wird: Die Polyneuropathie

Das Wichtigste auf einen Blick

- Der Kopf ist in Ruhe, beim Sitzen und Liegen frei von Schwindel.
- Das Gehen ist unsicher, wie auf Watte, beim Gehen durch den Raum.
- Ausgeschlossen werden muss ein Vitamin-B12-Mangel, zum Beispiel bei einer Entzündung der Magenschleimhaut.
- Wichtige Maßnahmen bestehen in der Vorbeugung von Stürzen.

Wenn man kein Gefühl unter den Füßen hat, fehlt eine wichtige Orientierung zur Erde hin. Dann fühlt es sich so an, als würde man auf Watte gehen. Zudem hat man oft den Eindruck, als würde man ins Leere treten. Wenn in der Dunkelheit noch die Gleichgewichtsorientierung durch die Augen fortfällt, nimmt die Unsicherheit zu.

Der Schwindel tritt aber (fast) nie beim Radfahren auf – solange Sie nicht absteigen. Typischerweise bleibt der Kopf frei. Anders als bei den weiter unten beschriebenen Erkrankungen bleiben auch die geistigen Funktionen unbeeinträchtigt.

Die Gangunsicherheit beruht auf einer Schädigung der sensiblen Nervenfasern. Diese macht sich bei den längsten Nerven des Menschen als Erstes bemerkbar. Am weitesten vom Start zum Ziel haben es die Nerven, die vom unteren Rückenmark bis zu den Fußsohlen ziehen. Schmerzhaft kennen Sie diesen Nerv vielleicht vom Hexenschuss. Jetzt können kribbelnde Spontanschmerzen, Wadenkrämpfe, unruhige Beine (Restless Legs) auftreten.

Da viele Nerven beteiligt sind, wird dieses Symptom Polyneuropathie (poly: viel, neuro: Nerven, pathie: Krankheit) genannt. Eine Polyneuropathie führt zu einem verminderten Gefühl in den Füßen. Die häufigsten Ursachen für die meist chronische und gegebenenfalls voranschreitende Schädigung der Nerven sind die

Zuckerkrankheit (Diabetes) und übermäßiger Alkoholgenuss. Seltenere Ursachen können zum Beispiel ein Vitaminmangel (B1, B6 und B12), Autoimmunerkrankungen, Nierenerkrankungen oder chronische Lebererkrankungen sein.

Diagnostik

Ein sehr sensibles Zeichen für eine Polyneuropathie ist die verminderte Vibrationswahrnehmung – etwa von einer Stimmgabel – an den Zehen und den Knöcheln. Das Temperatur- und Schmerzempfinden ist ebenfalls betroffen. Die Muskulatur kann geschwächt sein. Neurologen können zusätzlich die Nervenleitungsgeschwindigkeit messen.

Therapie

Das Wichtigste ist, die Erkrankung zu verstehen und eine weitere Schädigung zu stoppen. Ein Diabetes sollte gut eingestellt sein – oder werden! –, Alkohol sollte möglichst ganz vermieden werden.

Mit einem Stock kann ein gutes Stück der Orientierung in die Hand genommen werden. Dabei überbrückt der Stock den Bereich, der nicht mehr gut empfinden kann. Ein Rollator ist hilfreich, wenn der Stock nicht mehr ausreicht.

Hilfreich ist ein gezieltes Gleichgewichtstraining mit aktiver Gang- und Standschulung. Trainiert werden können oft Gang- und Balanceübungen (Treppensteigen, praktische Situationen im häuslichen Umfeld).

Der Physiotherapeut Stefan Schädler empfiehlt bei einer Polyneuropathie unbedingt ein Krafttraining (siehe Literaturhinweise). Dies verbessert über die muskuläre Stärkung hinaus auch den Spürsinn in den Beinen. Zudem entsteht über die verstärkte Kraft auch ein größeres Sicherheitsgefühl. Dabei kann schon ein Schaukeltraining für die Füße (auf die Zehen stellen, dann auf die Fersen und umgekehrt) hilfreich sein. Um die sensorische Stimulation der Fußsohlen zu verbessern, können Sie einen Igelball mit dem Fuß hin- und herrollen. Das geht entweder stehend an einem Tisch oder sitzend auf einem Stuhl.

Ebenso wird ein aktives Abklopfen der Beine als hilfreich empfunden. Dies sollten Sie selbst machen oder machen lassen, bevor Sie aufstehen. Das gilt besonders vor dem Aufstehen aus der Liegeposition. Sie sollten es allerdings *nicht* durchführen, wenn Sie etwa Blutverdünner einnehmen oder ausgeprägte Krampfadern haben. Grundsätzlich ist eine Sturzprophylaxe wichtig (siehe Seite 117).

Wenn die Steuerung im Zentralnervensystem gestört wird

Das Wichtigste auf einen Blick

- Im Gehirn werden die Sinneseindrücke wahrgenommen und unter anderem in Bewegungen umgesetzt.
- Wenn die Zentrale gestört ist, kann dies auch Schwindel und Gangunsicherheiten auslösen

Unser Eindruck von unserer Position im Raum wird überwiegend im Stammhirn zusammengesetzt. In der Regel werden dabei ohne weiteres Nachdenken – unbewusst – Aktionen zur Erhaltung des Gleichgewichts durchgeführt. Wenn aber die Zentrale, also das zentrale Nervensystem, beeinträchtigt wird, führt dies zu Ungenauigkeiten, Fehlern, Irritationen und einem Schwinden der Fähigkeiten, die für das Erhalten des Gleichgewichts notwendig sind.

Meist macht sich dies als Koordinationsstörung und in Form verschiedener Gangunsicherheiten bemerkbar. Im Folgenden sollen die häufigsten zentralen Erkrankungen des Nervensystems angerissen werden. Zusätzlich zu einer teilweise spezifischen Vorgehensweise (Medikation) sind die am Ende des Kapitels aufgeführten Verhaltensmaßnahmen (zum Beispiel die Sturzprophylaxe) wichtig.

Die Nerven liegen blank: Multiple Sklerose

Das Wichtigste auf einen Blick

- Gangunsicherheit mit breitbeinig-steifem Gangbild
- vielfältiges und wechselhaftes Bild von verschiedenen typischen Funktionsstörungen
- Augenbewegungsstörungen mit Augenzittern (Nystagmus)
- verschwommenes Sehen, meist einseitig
- Doppelbilder/Schielstellungen
- Kribbeln der Beine, der Arme, des Gesichts
- Sprechstörungen
- Ermüdung

Die Multiple Sklerose (Encephalomyelitis disseminata) ist eine der häufigsten neurologischen Erkrankungen. Dabei treten entzündliche Schübe des Autoimmunsystems im Zentralnervensystem auf. Dies führt zu einer herdförmigen Zerstörung der Isolierung der Nervenstränge. Danach liegen die Nerven im Gehirn und manchmal im Rückenmark „blank". Auch wenn sie in der Folge von den Reparaturzellen, den sogenannten Gliazellen (Glibberzellen), zugedeckt werden, wird deren Leitfähigkeit eingeschränkt. Anstelle einer Datenautobahn vom Gehirn zu den Muskeln bleibt eine Stolperstraße. Dadurch wird die Geschwindigkeit der Übertragung langsamer. Wenn dies Gebiete betrifft, die für die Koordination der Bewegungen wichtig sind, kann dies zu Störungen des Sehens und zu Gangstörungen führen.

Sehstörungen machen sich – manchmal als erstes Zeichen – bei einer Sehnerventzündung bemerkbar. Dies führt zu verschwommenem Sehen und vielfach auch zu Schmerzen bei Blickbewegungen. Wenn die Schädigung im Stammhirn liegt, kommt es oft zu Doppelbildern.

Typisch für die Gangstörungen ist ein wacklig-breites und steifes Gangbild. Sie werden oft als Schwindel empfunden. Wenn die Weiterleitung der Berührungs-, Temperatur- und Schmerzempfindungen vermindert ist, fehlt zudem die Rückmeldung von der Peripherie ans Gehirn. Das macht das Gangbild noch unsicherer. Zu allem Überfluss kommt es oft noch zu Missempfindungen (Ameisenlaufen, pelziges Gefühl) in den Beinen.

Als Störungen im Bereich des Kleinhirns fallen Sprechstörungen auf. Dies kann eine undeutliche Aussprache sein oder sich in einem starken Wechsel von laut und leise sprechen bemerkbar machen.

Diagnostik

Typischerweise findet der Augenarzt keine Veränderung am und im Auge, und der Hals-Nasen-Ohren-Arzt auch keine Auffälligkeiten im Gleichgewichtsorgan, sehr wohl aber wird der Neurologe fündig, unter anderem bei der Überprüfung der Reflexe. Die Magnetresonanztomografie und die Untersuchung der Hirnflüssigkeit (Liquor) können meistens die Diagnose sichern.

Therapie

Die Behandlung der Grundkrankheit gehört in neurologische Fachhände. Es stehen viele Medikamente zur Minderung von sich wiederholenden Krankheitsschüben zur Verfügung. Da die Multiple Sklerose nach heutigem Kenntnisstand durch eine Überreaktion des Immunsystems bedingt ist, werden insbesondere entzündungshemmende und das Immunsystem unterdrückende Medikamente eingesetzt. Gegen Blasenstörungen, Krämpfe, Schmerzen und Ermüdung existieren symptomatische Therapiemöglichkeiten. Diese sind alle mit Nebenwirkungen behaftet. Deshalb ist eine sorgfältige Abwägung der einzelnen Möglichkeiten unter Berücksichtigung der Besonderheiten der Betroffenen nötig. Hilfreich sind meist auch Krankengymnastik, Ergo- und Logopädie und – wenn verständlicherweise die Seele mitleidet – auch eine unterstützende Psychotherapie. Auch hier hilft es, sich über das ärztliche Gespräch hinaus selbst schlauzumachen und sich mit Betroffenen in Selbsthilfegruppen unterstützen zu lassen.

Es fehlt am Botenstoff Dopamin: Morbus Parkinson

Das Wichtigste auf einen Blick

- Verlangsamung der Bewegungen (Hypokinese)
- Muskelsteifigkeit (Rigor)
- Zittern in Ruhe (Tremor)
- Ungeschicklichkeit der Feinmotorik
- gestörte Haltungsstabilität

Der Morbus Parkinson gehört zu den häufigsten Erkrankungen des Nervensystems. Das Durchschnittsalter beträgt bei Diagnosestellung circa 60 Jahre. Als Ursache findet sich ein schleichender Untergang der Zellen im Gehirn, die den wichtigen Botenstoff Dopamin herstellen. Während es zunehmend an Dopamin mangelt, gewinnen seine Gegenspieler, Acetylcholin und Glutamat, die Überhand. So kommt es zu dem Phänomen, dass einerseits zu wenig an Bewegungsmöglichkeiten entsteht und diese dann überschießend unkoordiniert ausfallen, wenn sie erst in Gang gekommen sind: die Schüttellähmung. So kann es zu einer Hemmung beim Losgehen und danach zu einem kleinschrittigen, gebeugten Gang kommen. Dies ist verbunden mit einer gestörten Haltungsstabilität. Die Betroffenen empfinden beides oft als Schwindel. Hinzukommen kann eine blutdruckbedingte Schwindelkomponente beim Aufstehen (Orthostase).

Die Verlangsamung der Bewegungen betrifft auch die Mimik und die Sprechweise. Das Zittern (Tremor) ist typischerweise in der Ruheposition und bei nervlicher Belastung am schlimmsten. Er wird durch Aktion und Bewegung eher gemildert.

Die Schwindelgefühle können sich unspezifisch einschleichen. Manchmal sind sie zudem Teil einer organischen Depression, die erst nach Erkennen des Vollbildes der Erkrankung erklärlich werden. Hinzu kommen oft nicht motorische Probleme wie Blasenstörungen, Schmerzen, Blutdruckschwankungen, Schlafstörungen, Riechstörungen, emotionale und kognitive Veränderungen.

Diagnostik

Die Diagnose wird anhand des Beschwerdebildes sowie der neurologischen Untersuchung gestellt. Dann wird überprüft, ob eine Gabe eines Dopaminersatzes zu einer bedeutenden Verbesserung der Symptome führt. Das stützt die klinische Diagnose eines Parkinsonsyndroms.

Therapie

Die medikamentöse Therapie zielt auf den Ersatz des Dopamins im Gehirn. Das ist nicht so einfach, wie es sich anhört. So sorgt die sogenannte Blut-Hirn-Schranke dafür, dass nicht alles vom Blut ins Gehirn gelangen kann – was für die meisten Stoffe sinnvoll ist. Leider lässt sie auch nicht Dopamin von außen als Medikament bis in das Zentralnervensystem vor. Man muss daher Umwege nehmen, die alle mit unterschiedlichen Wirkungsgraden und Risiken verbunden sind. Dementsprechend gilt es auch hier, unter den verschiedenen Möglichkeiten das jeweils günstigste Vorgehen zu ermöglichen.

Ziel der Behandlung ist, die Selbstständigkeit so lange wie möglich zu erhalten und Begleiterkrankungen sowie Komplikationen zu vermeiden. Dazu gehört auch die Physiotherapie, die die Beweglichkeit, Körperstabilität und Reaktionsfähigkeit fördert. Logopädie kann die Sprech- und Schluckfähigkeit und die Ergotherapie die Feinmotorik auf Stand halten.

Wenn verständlicherweise die Seele mitleidet, hilft eine unterstützende Psychotherapie. Bei einer, zumindest am Anfang, organischen Depression hilft eine Therapie mit Antidepressiva.

Wenn das Gehirn zu oft unter Druck gerät: Der Normaldruckhydrozephalus

Das Wichtigste auf einen Blick

- langsamer, kleinschrittiger Gang, mit unbeholfenen am Boden „klebenden" Füßen
- Schwierigkeiten beim Treppensteigen
- Ermüdbarkeit der Beine
- kleine Schritte
- häufiges Stolpern mit Stürzen
- Blasenstörungen (Inkontinenz)
- Gefahr der Demenz

Wenn die Nervenstrukturen im Gehirn zu sehr unter dem Druck der Hirnflüssigkeit (Liquor) stehen, kann es zu einer Gangstörung kommen. Auch wenn die Krankheit Normaldruckhydrozephalus heißt, haben bei dieser Erkrankung über die Jahre zu viele ungünstige Druckerhöhungen im Schädel stattgefunden. Die Summe aller – auch kurzfristigen – Hirndruckerhöhungen führt auf lange Sicht zu den hirnorganischen Veränderungen und den Ausfallserscheinungen.

Eine Gangstörung zeigt sich in einem langsamen, kleinschrittigen Gang. Dabei scheinen die Füße am Boden zu kleben. Die Beine ermüden schnell beim Treppensteigen und auf längeren Wegen. Die Betroffenen stolpern häufig und können stürzen. Im Liegen hingegen besteht oft eine gute Beinbeweglichkeit – im Gegensatz etwa zum Morbus Parkinson.

Die psychischen Änderungen umfassen ein reduziertes Denktempo, geminderte Aufmerksamkeit sowie einen Antriebs- und Interessenverlust. Die Gedächtnis- und räumlichen Orientierungsstörungen sind weniger ausgeprägt als bei einer Demenz vom Alzheimertyp.

Im Krankheitsverlauf treten häufig Blasenfunktionsstörungen auf. Diese werden zunächst als Harndrang wahrgenommen. Später führt die verloren gehende Wahrnehmung der Blasenfüllung zu einer ungehemmten Blasenentleerung.

Diagnostik

Die Diagnose wird nach der neurologischen Untersuchung über eine Computertomografie oder Magnetresonanztomografie gestützt. Eine Entnahme der Hirnflüssigkeit, meist als Liquorpunktion im Bereich der unteren Lendenwirbelsäule, kann die Krankheitssymptome vorübergehend eindrucksvoll bessern. Das gilt als wichtiges diagnostisches Zeichen. Dennoch ist die Diagnose mitunter schwer zu stellen.

Therapie

Um den Druck auf das Gehirn dauerhaft zu mindern, kann eine Schlauchverbindung zwischen den flüssigkeitsgefüllten Räumen im Gehirn und dem Bauchraum geschaffen werden. Bei frühzeitiger Therapie kann sich vor allem die Gangstörung, auch die geistige Einschränkung und die Blasenstörung, verbessern. Ohne Behandlung schreiten die Probleme oft fort bis zur Demenz, Inkontinenz und/oder Immobilität.

Versteifte Hirnarterien: Morbus Binswanger

Das Wichtigste auf einen Blick

- Das Gangbild ist unsicher, verlangsamt, etwas steif und unbeholfen.
- Meist zeigen sich kleine Schritte mit einem breitbeinigen Gehen „wie auf einem Schiff".

Durchblutungsstörungen des Gehirns können durch ganz viele kleine Veränderungen an den Hirngefäßen auftreten. Bluthochdruck, Rauchen und der Diabetes mellitus sind die wichtigsten Risikofaktoren. Daraus resultieren im Alter häufig Gang- und Gleichgewichtsstörungen, die Symptome von Morbus Binswanger, einer subkortikalen (unter der Großhirnrinde befindlichen) arteriosklerotischen Enzephalopathie (durch Arterienverkalkung ausgelösten Erkrankung des Gehirns) sein können. Das Gangbild ist dabei breitbeinig und kleinschrittig. Als weitere Symptome stellen sich oft geistige Störungen mit Verlangsamung und reduzierter Aufmerksamkeit ein. Es kann zu einer Antriebsminderung und einer emotionalen Labilität kommen. Ebenso treten Sprach- und Schluckstörungen sowie eine Harninkontinenz auf.

Diagnostik

Entscheidend sind die neurologische Untersuchung und die Darstellung in der Computer- und Magnetresonanztomografie.

Therapie

Die Behandlung besteht in einer Kontrolle der Risikofaktoren. Vor allem muss der Bluthochdruck eingestellt und ein Diabetes behandelt werde. Und natürlich sollte das Rauchen und der Alkoholkonsum eingestellt werden. Sinnvoll sind zudem die Physiotherapie (Gleichgewichtstraining), Logopädie und Ergotherapie.

Wenn die Nervennahrung fehlt: Vitamin-B12-Mangel

Das Wichtigste auf einen Blick

- schleichend fortschreitende Gangunsicherheit und Gangermüdung
- Störungen des Lageempfindens, des Berührungssinns und des Schmerzempfindens
- gesteigerter Harndrang
- Müdigkeit und eine nachlassende Konzentration

Schleichend, aber doch zunehmend, können die Sensibilität und die Kräfte schwinden, wenn den Nerven Vitamin B fehlt. In wenigen Fällen entwickelt sich die sogenannte funikuläre Myelose (einen Gewebestrang betreffende Schädigung des Rückenmarks) infolge eines Mangels an Folsäure. Dann kann sich eine Unsicherheit beim Gehen entwickeln. Häufig liegt dem eine Aufnahmestörung von Vitamin B im Magen-Darm-Trakt zugrunde.

Ursachen sind lang anhaltende Magenschleimhautentzündungen, Medikamente, die die Aufnahme von Vitamin B12 erschweren, sowie einige Magen-Darm-Erkrankungen oder eine Glutenunverträglichkeit. Oft kommt es zu Müdigkeit und einer schwindenden Konzentration und Aufmerksamkeit.

Zur Diagnose sollten Vitamin B12 und die Folsäure bestimmt werden: Wenn diese normal erscheinen, aber dennoch der Verdacht auf einen Mangel bestehen bleibt, sollte auch Holo-Transcobalamin (das „aktive" Vitamin B12) als ein früher Marker für Vitamin-B12-Mangelzustände getestet werden. Abgeklärt werden müssen vor allem Magenschleimhautprobleme.

Therapie

Entscheidend ist die – möglichst frühzeitige – Zufuhr von Vitamin B12 unter Umgehung der Magenschleimhaut. Man muss dann schon mit 1.000 Mikrogramm Vitamin B12, gespritzt in einen Muskel (intramuskulär), beginnen. In der ersten Woche muss dies täglich erfolgen. Dann kann man auf einmal wöchentlich für einen Monat umsteigen und danach auf einmal im Monat. Liegt ein Folsäuremangel vor, werden akut 15 Milligramm Folsäure pro Tag intramuskulär verabreicht. Nach drei bis fünf Tagen kann auf eine Tablettengabe umgestellt werden. Nach rund zwei Wochen ist der Folsäurespeicher in der Regel aufgefüllt.

Wenn es im Kopf zu eng wird: Raumforderungen im Gehirn

Innerhalb des Schädels füllt das Gehirn den Platz mit seinen Furchen und Windungen maximal aus. Alles, was sich zusätzlich ausbreitet, drückt auf die Nerven, auch wenn es gutartig ist. So können prinzipiell alle Tumore zu einem Schwindel führen. Ein Tumor, der an sich gutartig ist, kann dabei zunächst auf den Gleichgewichtsnerv (dann ist es ein Vestibularisschwanom) oder den Hörnerv (dann ist es ein Akustikusneurinom) drücken. Das Neurinom bildet keine Metastasen. Wenn aber diese Tumore zu groß werden, drücken sie auf den Nervenanteil. Wenn sie noch größer werden, schnüren sie wichtige Teile des Gehirns ein.

Vestibularisschwanome oder Akustikusneurinome erschweren die Weitergabe von Nervenimpulsen des Gleichgewichtsorgans an die Zentrale oder machen sie gar unmöglich. Da diese Tumore meist sehr langsam wachsen, hat das Gleichgewichtssystem in der Regel genug Zeit, den Schaden immer wieder zu kompensieren. So fällt eher der schleichende Hörverlust und gegebenenfalls ein Tinnitus auf als ein wirklich beeinträchtigender Schwindel.

Mithilfe einer Computer- oder einer Magnetresonanztomografie können Tumore schon ab zwei Millimetern Größe erkannt werden. Ab einer bestimmten Größe (circa zwei Zentimeter) müssen sie operativ entfernt oder bestrahlt werden. In der Hälfte der Fälle wachsen solche Tumore aber so langsam, dass man erst einmal abwarten kann.

Wiederholte Irritationen: Einengungen des Gleichgewichts- und Hörnervs

Das Wichtigste auf einen Blick

- Die Erkrankung ist selten.
- Vermutet werden Arterien, die auf den Nerv drücken oder ein Nachlassen der Schutzschicht bei dem Nerv selbst.
- Medikamente aus der Epilepsiebehandlung können meist helfen.

Alles, was auf den Gleichgewichtsnerv drückt, kann auch zu Schwindel führen. Wenn etwa kleine Arterien pulsierend auf den Gleichgewichtsnerv drücken, kann es zu kurzen, Sekunden bis wenige Minuten anhaltenden Dreh- oder Schwankschwindelattacken kommen. Bei manchen Menschen sind die Symptome von bestimmten Kopfpositionen abhängig. Manchmal lassen sie sich durch heftiges und vermehrtes Atmen auslösen.

Diese seltene und gutartige, aber sehr irritierend wirkende Erkrankung wird Vestibularisparoxysmie genannt. „Paroxysmal“ beinhaltet den ebenso plötzlichen wie vorübergehenden Charakter. Wahrscheinlich haben sich kleine Arterien in der Nähe des Gleichgewichtsnerven erweitert und so Kontakt zu dem Gleichgewichtsnerv bekommen. Dies kann etwa durch Bluthochdruck und eine darauf folgende Verkalkung (Arteriosklerose) bedingt sein. Vielleicht haben auch die Nerven selbst - zumindest teilweise - ein wenig von ihrer Schutzschicht verloren.

Die Auslösung der Symptome könnte sich durch direkte Berührung der Arterien an den Nerven und/oder durch Fehlschlüsse zwischen zu dicht aufeinanderliegenden Nervensträngen erklären.

Diagnostik

Während eines Anfalls sind prinzipiell Gleichgewichts- und Hördefekte messbar, zwischen den Anfällen sind sie nur gering ausgeprägt. Die Krankengeschichte und bildgebende Verfahren helfen, die Diagnose wahrscheinlicher zu machen.

Ein Teil der Diagnostik ist ein Therapieversuch mit dem Antiepileptikum Carbamazepin in relativ niedriger Dosierung (200 bis 600 Milligramm) oder Oxcarbamazepin (300 bis 900 Milligramm pro Tag).

Wer kann helfen?

Prinzipiell kennen Neurologen und Hals-Nasen-Ohren-Ärzte das Erkrankungsbild, bei der Einstellung mit den Medikamenten haben meist die Neurologen die größere Erfahrung.

Therapie

Bei tatsächlichem Vorliegen dieses Krankheitsbildes lässt sich oft mit den Antiepileptika Carbamazepin oder Oxcarbamazepin eine Besserung oder ein Abklingen der Attacken erzielen. Bei Unverträglichkeit stehen als Alternativen Gabapentin, Valproinsäure oder Phenytoin zur Verfügung.

Im positiven Fall kann damit – lebenslang – eine Symptomverbesserung erreicht werden, ohne dass man etwa Sorgen haben muss, dass ein Blutgefäß platzt oder ein Schlaganfall die Folge ist. Operative Eingriffe können manchmal die zu enge Verbindung lösen, sie sollten aber erst erwogen werden, wenn die medikamentöse Therapie nicht ausreicht.

Einschläge im Gehirn: Der Schlaganfall

Das Wichtigste auf einen Blick

- Zentrale Durchblutungsstörungen bei einem akuten Schwindel sind selten, aber lebensbedrohlich.
- Meist kommt es zu einem schlagartig auftretenden Drehschwindel mit Übelkeit und Erbrechen.
- Meistens kommen weitere neurologische Symptome hinzu.
- Eine Fallneigung besteht dann auch schon im Liegen, Sitzen und Stehen, selbst bei offenen Augen.
- Mit dem FAST-Test (siehe Seite 116) kann die Lage schnell erkannt und Notfallhilfe geholt werden.

Schwindel kann auch bei einer akuten Durchblutungsstörung (Apoplex) im Gehirn auftreten. Zwar sind diese Schädigungen des Hirnstamms und des Kleinhirns sehr seltene Ursachen für einen akuten Schwindel. Wenn sie auftreten, können sie aber lebensbedrohliche Folgen haben.

Bis auf wenige Ausnahmen bleibt es dann nicht beim Schwindel allein. Im Gehirn befinden sich so viele Funktionen auf kleinstem Raum, dass bei einer Durchblutungsstörung meistens weitere Symptome hinzukommen. Dennoch können diese Zusatzsymptome im Schwindel untergehen oder aus dem Blick geraten.

Der zentrale Schwindel bei Durchblutungsstörungen ist durch einen schlagartig auftretenden Drehschwindel mit Übelkeit und Erbrechen gekennzeichnet. Der Schwindel ist fast immer verbunden mit einer Fallneigung zur betroffenen Seite. Die Fallneigung besteht dann auch schon im Liegen, Sitzen und Stehen, selbst bei offenen Augen. Die Beschwerden verstärken sich oft bei Kopfbewegungen und Lageänderungen. Das Augenzittern (Nystagmus) erschöpft sich dabei nicht so wie beim gutartigen Lagerungsschwindel (siehe Seite 42). Weitere neurologische Ausfälle sind die Regel. Hörstörungen können hinzukommen.

Die Risikofaktoren für einen Schlaganfall sind dieselben wie für einen Herzinfarkt: Rauchen, Bluthochdruck, Übergewicht, Diabetes und mangelnde Bewegung. Durch gesunde Ernährung, stabile Blutdruckwerte und ausreichend Bewegung kann das individuelle Schlaganfallrisiko gemindert werden.

Diagnostik: Der FAST-Test

Einen schnellen Hinweis für Laien auf einen möglichen Schlaganfall gibt der FAST-Test. Aus dem englischen Sprachraum kommend, gibt er schnell und einprägsam an, worauf zu achten ist:

FAST (engl.: schnell), **steht für:**

Face (Gesicht)

Bitten Sie die betroffene Person zu lächeln. Bei einer Gesichtslähmung wird das Gesicht durch die Schwächung des Gesichtsmuskels einseitig verzogen. Das Lächeln zeigt sich dann nur auf der nicht betroffenen Seite und der Mund wirkt dadurch schief.

Arms (Arme)

Fordern Sie die betroffene Person auf, beide Arme gleichzeitig nach vorne zu heben und die Handflächen nach oben zu drehen. Liegt ein Schlaganfall vor, kann ein Arm nicht gehoben werden oder sinkt wieder. Dem Betroffenen fällt es eventuell auch schwer, die Arme so zu koordinieren, dass die Handflächen nach oben zeigen.

Speech (Sprache)

Lassen Sie den Schwindelnden einen Satz nachsprechen. Wenn dieser die Worte nicht korrekt wiederholen kann, sie fehlerhaft benutzt oder sie verwaschen ausspricht, kann ein Schlaganfall vorliegen.

Time (Zeit)

Wenn der der Betroffene mit einer dieser Aufgaben Probleme hat, sollte der Notruf 112 gewählt werden und unbedingt mitgeteilt werden, dass Verdacht auf einen Schlaganfall besteht.

Achtung:

Einzelne Symptome können auch bei einer Migräne oder der – zu häufigen – Alkoholvergiftung vorliegen. So kann der Schnelltest nur Anhaltspunkte geben. Trotzdem gilt ohne Kenntnis des Einzelfalles erst einmal die Regel: **Lieber einmal zu oft den Notruf wählen als einmal zu wenig.** Wenn das Schwindelgeschehen zu anhaltendem Bewusstseinsverlust führt, wird es höchste Zeit für den Notarzt.

Sturzprophylaxe

Um die Beweglichkeit, Körperstabilität und Reaktionsfähigkeit aufrechtzuerhalten, muss das Gleichgewichtssystem fortlaufend trainiert werden. Mit dem Alter kommen viele kleine und größere Einschränkungen. Das kann die Funktion der Füße, des Herz-Kreislauf-Systems oder die Sehfähigkeit betreffen. Vieles kann ausgeglichen werden – dies erfordert allerdings einiges an Aufmerksamkeit und Voraussicht.

Dazu gehören Gehhilfen! Dies können - als Anfang - Walkingstöcke oder ein (Wander-)Stock sein. Bei zunehmender Gangunsicherheit braucht man gegebenenfalls einen Rollator. Das ist vor allem im Dunklen und auf nicht vermeidbaren unebenen Wegen (zum Beispiel auf dem Friedhof) notwendig. Sie sollten damit nicht warten, bis Sie gestürzt sind und vielleicht ein Bein gebrochen haben. Danach brauchen Sie ganz sicher eine Gehunterstützung. Beim Einkaufen kann der Einkaufswagen als Stütze genutzt werden.

Wichtig sind gut sitzende Schuhe, die besonders im Fersenbereich einen festen Halt bieten. Schuhe mit Klettverschlüssen lassen sich oft leichter anziehen als geschnürte Modelle. Beim Anziehen der Schuhe darf auch ein verlängerter Schuhlöffel helfen.

Oft müssen viele Dinge zu Hause verändert werden, um die Sturzgefahr zu verringern.

- Stolperfallen wie geliebte Teppiche, Leisten auf Türschwellen und lose Kabel müssen entfernt werden.
- Zwischen den Möbeln muss ausreichender Abstand geschaffen werden, um genügend Platz auch für einen Rollator zu haben.
- Scharfe Kanten, gegen die man fallen kann, müssen abgerundet werden.
- Der Weg vom Bett zur Toilette muss stolperfrei und nachts beleuchtet sein (Bewegungsmelder mit heller, aber nicht blendender Beleuchtung).
- Der Toilettensitz muss erhöht sein.
- Das Anbringen von Handgriffen und rutschfesten Badematten in Badewanne oder Dusche ist oft notwendig (gegebenenfalls Badewannenlifter – dies kann verordnet werden).
- Handläufe oder Geländer an Treppen helfen.
- Nachttische müssen – abstützsicher – befestigt sein (Bremsvorrichtungen).
- Betten müssen hoch genug sein, damit man nicht aus der Beugung aufstehen muss.

Die Muskelkraft erhalten

Im Alter werden auch die Muskeln schwächer. Dies gilt als ein Hauptrisikofaktor für Gangstörungen und Stürze. Regelmäßige Bewegungen und ein angepasster Ausdauersport können dem entgegenwirken.

Der verbindliche Gang in eine „Muckibude" ist oft erfolgversprechender als Übungen für zu Hause. Möglicherweise treffen Sie dort Gleichaltrige, die dazu motivieren, dass Sie ein altersentsprechend angepasstes Programm einhalten. Hilfreich ist auch ein gezieltes Gleichgewichtstraining mit aktiver Gang- und Standschulung. Trainiert werden können oft Gang- und Balanceübungen (Treppensteigen, praktische Situationen im häuslichen Umfeld). Rehasport kann vom Hausarzt, auch ohne Belastung für das Budget, für ein Jahr verordnet werden – auch im Wasser.

Teil V: Wenn es dem Gleichgewichtssystem zu viel wird

Schwindel aus Überlastung in der Lebensmitte: Neurasthenie

Wenn die eigenen Kräfte nachhaltig überfordert werden, können sich auch bei körperlich kerngesunden Menschen Schwindelphänomene zeigen. Oft findet sich dann eine vermehrte Müdigkeit nach geistigen Anstrengungen. Dies ist häufig verbunden mit dem Abnehmen der Arbeitsleistung oder der Effektivität bei der Bewältigung täglicher Aufgaben. Ebenso können sich Gefühle körperlicher Schwäche und Erschöpfung nach nur geringer Anstrengung zeigen.

Für die Betroffenen unbegreifbare Schwindelphänomene zeigen sich

- mit sekundenweisen Aussetzern (ohne Bewusstseinsverlust),
- in einem Versagen der Kreislauffunktion,
- im innerlichen Zusammensinken oder Zusammenbrechen.

Früher trat dies oft als ein Zeichen der Midlife-Crisis auf. Bis dahin ging alles bergauf und man schien unerschöpfliche Kräfte zu haben. Dies änderte sich in der Mitte des Lebens und nun musste man erst schmerzlich lernen, dass es viel Energie braucht, das Erreichte zu halten.

Heute ist dies oft schon bei jungen, ehrgeizigen, überengagierten berufstätigen Männern wie Frauen zu beobachten. Diese gehen dann in der Arbeit nicht nur auf, sondern manchmal auch unter. Fatal ist es, wenn sie „zum Ausgleich" ein exzessives Freizeitleben führen, um nicht „out" zu sein. Obwohl jeder Teilaspekt des Arbeits- und Freizeitverhaltens für sich allein problemlos und wichtig sein kann, so kann die Gesamtmenge zur Überanstrengung und Erschöpfung der körperlichen und nervlichen Reserven führen. Zu viel des Guten ist eben auch zu viel.

Dabei wird im Schwindel ein Kontrollverlust erlebt, der den ansonsten völlig geplanten „Lifestyle" ungeheuerlich unterbricht. Dies hat oft eine möglicherweise bisher nie gekannte Angst in einer bedrohlich unerklärlichen Form zur Folge. Organisch ist dabei alles in Ordnung. Man findet keinen Tumor, man sieht keine Veränderungen im Elektrokardiogramm, alle Stoffwechselwerte sind in Ordnung. Dann ist es schon gut, wenn man auf einen Arzt trifft, die im Rahmen der psychosomatischen Grundversorgung gelernt hat, den Patienten zum Nachdenken darüber einzuladen,

- inwieweit sowohl die körperlichen wie auch die seelischen Reserven für diesen besonderen Lebensstil ausreichend sind,

- was er sich an Ausgleich und Spaß gönnt,
- was im Leben tatsächlich wichtig ist und ob es dafür mehr als nur den einen Weg über ständige Leistung gibt.

Dies kann manchmal mit einem wirklich guten Freund oder gegebenenfalls mit einem Coach herausgefunden werden. Vielleicht hilft aber erst die Psychotherapie weiter. Tödlich für die Seele und für den Körper sind stimulierende Drogen.

Schwindel aus Überlastung im Alter

Auch rüstige und kräftige ältere Menschen, die immer gerne gearbeitet haben, können erleben, dass es etwa bei der Gartenarbeit, insbesondere wenn es sehr warm ist, zu Schwindel und Aussetzern kommt. Auch wenn sie für das Alter einen rüstigen Eindruck machen, ist die körperliche Leistungsblüte überschritten. Meist kommt dann noch etwas hinzu, zum Beispiel Pfunde. Das Herz und die Lunge sind vielleicht altersentsprechend, aber nicht mehr so wie früher belastbar. So ist es nicht mehr ohne Weiteres möglich, Aufgaben zu erfüllen, die im Alter von 20, 30 oder 40 Jahren keine Schwierigkeiten bereiteten.

Dann geht es darum, den eigenen Grenzen zunehmend Rechnung zu tragen. Dazu gehört, Pausen einzulegen, auf eine genügende Flüssigkeitszufuhr zu achten und das Gewicht zu halten. Dann können noch mögliche Leistungen mit der damit verbundenen Lebensfreude in einem neuen Rahmen erbracht werden, und der Körper muss nicht zeigen, dass etwas aus dem Lot geraten ist. Wenig sinnvoll ist, sich mit sogenannten durchblutungsfördernden Medikamenten zu therapieren.

Bewegungskrankheiten: Kinetosen

Das Wichtigste auf einen Blick

- Das Gleichgewichtssystem kann überfordert werden.
- Das Gleichgewichtssystem kann durcheinanderkommen.
- Zu befürchten ist, dass die wachsende Verbreitung von visuell (nicht unbedingt inhaltlich) immer anspruchsvolleren Videospielen und von Bildschirmarbeit zu einer Zunahme von Kinetosen führen wird.

Unter dem Oberbegriff der Kinetosen versteht man bewegungsabhängige Gleichgewichtsirritationen und -störungen. Diese können bei Überforderung des Gleichgewichtssystems entstehen. Oft kommt es zusätzlich zu einem Konflikt zwischen den verschiedenen vom Körper aufgenommenen Informationen und den Augeneindrücken.

Beim passiven Mitfahren (in Auto, Bahn oder Bus) können starke Drehimpulse (schnelle Kurvenfahrten, Serpentinen- beziehungsweise Bergstrecken) im Widerspruch zu den optischen Eindrücken stehen. Das kann Übelkeit auslösen. Nach dem Anhalten klingen die Beschwerden in aller Regel wieder ab. Ebenso verschwindet die Übelkeit meistens, wenn man selbst am Steuer ist und so optische Kontrolle hat.

Prinzipiell ist die Bewegungskrankheit durch Auslassung vermeidbar und durch Training (wiederholte Reizexposition) verbesserbar. Während einer längeren Fahrt mit dem Auto ist es ratsam, den Horizont oder ein Objekt zu fixieren und in Fahrtrichtung zu blicken (visuelle Kontrolle). Beim Zugfahren hilft es oft, in Fahrtrichtung zu sehen und eher wenig aus dem Fenster auf vorüberziehende Objekte zu schauen.

Eine Sonderform: Das Mal-de-Débarquement-Syndrom

Das Mal-de-Débarquement-Syndrom bezeichnet im engeren Sinn das Gefühl eines beständigen Schwankschwindels, der innerhalb von 48 Stunden nach einer ungewohnten passiven Bewegung des Körpers (zum Beispiel Bootsfahrt, Flug) auftritt. Bei einer Seefahrt registrieren die Gleichgewichtsorgane auf schaukelndem Untergrund Bewegungen, die an Land nicht üblich sind. Diese müssen erst erlernt werden, um sich darauf einzustellen. Umgekehrt erklärt sich das Phänomen des Seemannsgangs mit breiten und ausladenden Schritten sowie einer Stand- und Gangunsicherheit nach längerer Seefahrt durch eine Gewöhnung an das Schwanken. Jetzt ist der feste Untergrund „neu". Die Symptome können auch im Liegen bleiben. Sie bessern sich vorübergehend in einer sich bewegenden Umgebung, die den auslösenden Umständen entspricht.

Kinetosen und Mal-de-Débarquement-Syndrome klingen oft durch zentrale Kompensationsleistungen rasch wieder ab. Meistens verschwinden die Beschwerden innerhalb von zwei Tagen, teils dauert es bis zu einem Monat. Danach muss man therapeutisch spezifischer aktiv werden. Dazu gehört vor allem eine darauf ausgerichtete, spezifische Physiotherapie.

Medikamentös bestehen vielfältige Behandlungsmöglichkeiten. Eine davon ist die Verwendung von auf die Haut gegebenem Scopolamin. An der Stelle der besten Hautdurchlässigkeit hinter dem Ohr beträgt die Wirkdauer circa 72 Stunden. Für die optimale Wirkung ist ein Beginn der Anwendung circa sechs Stunden vor dem Reiseantritt erforderlich.

Bei den meisten anderen schwindeldämpfenden Mitteln tritt der Effekt schon eher ein (circa 30 Minuten nach Einnahme). Dies geht aber mit einer Minderung der Aufmerksamkeit einher. Das bedeutet zum Beispiel auch: **Sie sollten nicht selbst am Steuer sitzen!**

Schwindel und Medikamente

Viele Medikamente können sich direkt oder indirekt ungünstig auf das Gleichgewichtssystem auswirken. Dennoch kann es gute Gründe geben, diese Medikamente einzunehmen.

Niemand sollte ein verordnetes Medikament absetzen, bevor er dies nicht mit dem zuständigen Arzt besprochen hat.

Spezielle Antibiotika: Aminoglykoside

Aminoglykoside (wie Streptomyzin/Gentamyzin) sind Antibiotika, die meist nur in sehr schweren Fällen eingesetzt werden, wenn andere Antibiotika nicht erfolgreich waren. Bewusst eingesetzt werden sie bei der Minderung der Schwindelanfälle bei der Menièreschen Erkrankung (siehe Seite 78).

Antidepressiva

Medikamente bei einer Depression *können* – meist vorübergehend – als Schwindel wahrgenommene Unsicherheiten verursachen. Dies sind meist Folgen einer ausgleichbaren Blutdrucksenkung oder einer vorübergehenden Veränderung des Scharfstellens beim Sehen. Da aber viele Depressionen mit Schwindelgefühlen einhergehen können, muss man abwägen, ob der Nutzen dieser Medikamente gegen den Depressionsschwindel nicht höher ist als die – meist vorübergehende – Nebenwirkung.

Betablocker

Diese den Blutdruck und die Herzfrequenz senkenden Mittel können durch den an sich gewünschten Abfall des Blutdrucks – vor allem am Anfang der Behandlung – Schwindelgefühle auslösen.

Chemotherapeutische Mittel

Sicherlich alle chemotherapeutischen Mittel können auch das Innenohr schädigen. Meist ist aber die Bekämpfung der Grundkrankheit, in der Regel des Tumorleidens, wichtiger als der durch das Medikament verursachte Schwindel.

Antiemetika - Tabletten gegen den Schwindel

Auch Tabletten gegen die Übelkeit können Schwindel hervorrufen. Antiemetika unterdrücken das Gleichgewichtssystem. Sie können nicht zwischen ungünstigen und nützlichen Signalen unterscheiden, die für die Raumorientierung und die Balance nötig sind. Aus diesem Grund sollten gleichgewichtsunterdrückende Medikamente nur für kurze Zeit, etwa bei akuten Anfällen, oder zu begrenzten Gelegenheiten wie bei der Seekrankheit oder vor anstehenden Reisen genommen werden.

Alkohol und andere Drogen

Alle Rauschmittel (wie Kokain, Marihuana, Morphium und Heroin) können Menschen oft nachhaltig aus dem Gleichgewicht bringen.

Alkohol kann kurz und langfristig Schwindel erzeugen und erhalten. Dabei greift Alkohol direkt in die Funktionsweise des Gleichgewichtsorgans ein. Was anfangs noch als angenehmer Taumel wahrgenommen wird, führt mit zunehmender Dosis zu Gangstörungen und Orientierungslosigkeit.

Promillekonzentration mit Wirkung auf das Zentralnervensystem

0,3 Promille:	Gangstörungen
0,4 Promille:	Aufmerksamkeitseinschränkung
0,5 Promille:	Koordinationsstörung
0,6 Promille:	leichte Sprachstörung
0,7 Promille:	leichtes Augenzittern
1,0 Promille:	mäßiger Rauschzustand
1,4 Promille:	kräftiger Rauschzustand
2,0 Promille:	Bewusstseinseinschränkung mit Erinnerungsverlust
4,0–5,0 Promille:	tödliche Alkoholkonzentration

Wer mit 0,5 bis 1,09 Promille ein Kraftfahrzeug führt oder als Fahranfänger gegen das absolute Alkoholverbot am Steuer verstößt, begeht eine Ordnungswidrigkeit – auch wenn er dabei keine alkoholbedingte Auffälligkeit zeigt. Wenn es aber ab etwa 0,3 Promille zu alkoholtypischen Ausfallerscheinungen (Schlangenlinienfahrt, alkoholtypischer Unfall) kommt, gilt dies als Straftat. Unabhängig von Auffälligkeiten ist Fahren mit einer Blutalkoholkonzentration von 1,1 Promille und mehr eine Straftat.

Chronischer Alkoholgebrauch schädigt zunehmend und dauerhaft die feinen Nerven und Körpereigenfühler. Dies macht sich durch Missempfindungen, Sensibilitätsstörungen bis hin zu Taubheitsgefühlen bemerkbar, häufig auch durch Stand- und Gehunsicherheit. Eine Alkoholkrankheit führt auf Dauer zum Verbluten bei Leberuntergang und/oder zur Demenz beim Verlust der bewussten Funktionen – Denken, Erinnern, Schlussfolgern, Planen.

Nachwort

War es das jetzt? Nein, das wäre dann doch geschwindelt. Aber vielleicht haben Sie gefunden, was Sie wissen wollten. Oder dieser Ratgeber hat Ihnen ganz praktisch geholfen, wieder auf die Beine zu kommen, dieselben in die Hände zu nehmen und wieder zu einem – vielleicht neuen – Gleichgewicht zu finden.

Ansonsten könnte dieser Ratgeber nur der Anfang oder der Grundstein für ein weitergehendes Bemühen oder Lesen sein. Dazu habe ich selbst noch einiges geschrieben und natürlich haben auch andere von mir geschätzte Kolleginnen und Kollegen zusätzliche Aspekte zum Thema Schwindel beizutragen. Anregungen zum Weiterlesen finden Sie in der Literaturliste.

In diesem Sinne ist das Bemühen um das Gleichgewicht auch etwas, was einen lange beschäftigen und immer wieder staunen lassen kann.

Anhang

Hilfreiche Internetseiten

Ergänzungen und mehr zu diesem Buch finden Sie unter www.drhschaaf.de
Praktische Übungsanleitungen und vieles mehr finden Sie unter www.stefan-schaedler.ch, so auch das optokinetische Training mit Videoanleitungen: www.schwindeltherapie.ch/optokinetisches-training

Selbsthilfegruppen

Deutsche Tinnitus-Liga e. V.: www.tinnitus-liga.de
KIMM: Selbsthilfe M. Menière: www.kimm-ev.de

Empfehlenswerte weiterführende Bücher für Betroffene (Auswahl)

Beigel, D./Silbernagel, J.: Entdecken Sie Ihr Gleichgewicht! Ü30-Wellness- und Trainingsprogramm. Dortmund: Verlag modernes lernen, 2015. *140 Seiten. Gut bebilderte, nachvollziehbare Anleitungen.*

Schaaf, Helmut: Gleichgewicht und Schwindel. Wie Körper und Seele wieder auf die Beine kommen können. 7. Auflage 2017. Heidelberg: Median-Verlag. *180 Seiten. Eine ausführlichere Darstellung der Faszination des Gleichgewichtssystems und seiner Stolpersteine für Betroffene.*

Schaaf, Helmut: Morbus Menière. Schwindel – Hörverlust – Tinnitus: eine psychosomatisch orientierte Darstellung. 8. Auflage 2017. Berlin/Heidelberg: Springer.

Schädler, Stefan: Ratgeber Schwindel. Grundlagen, Tipps und Übungen für Betroffene. München: Urban und Fischer, 2019. *150 Seiten. Ein Praxisbuch für Betroffene mit Tipps und Training zu spezifischen Problembereichen.*

Fachliteratur (eigene)

Schaaf, Helmut/Hesse, Gerhard/Hansen, Hans-Christian: Schwindel. Das Wichtigste für Ärzte aller Fachrichtungen. München: Urban und Fischer, 2019. *170 Seiten. Ein Buch für die Hausarztpraxis, das über das Symptom zur Behandlung führt, mit Infoblättern für Patienten.*

Schaaf, Helmut: Psychotherapie bei Schwindelerkrankungen. 4. bearbeitete und erweiterte Auflage 2016. Kröning: Asanger.

Fachliteratur (Auswahl)

Natürlich habe ich nicht alles alleine gewusst, sondern auch das Fachwissen von KollegInnen genutzt. Die für dieses Buch wichtigsten Veröffentlichungen sollen hier genannt werden:

Brandt, Thomas/Dieterich, Marianne/Strupp, Michael: Vertigo. Leitsymptom Schwindel. 2. Auflage 2012. Darmstadt: Steinkopff. *146 Seiten. Das Standardwerk für Ärzte mit einem neurologischen Schwerpunkt.*

Bronstein, Adolfo M./Lempert, Thomas: Schwindel. Ein praktischer Leitfaden zur Diagnose und Therapie. 2. Auflage 2017. Stuttgart: Schattauer. *256 Seiten, 44 Abbildungen, 60 Videos. „Das" Buch für die ärztliche Praxis. Es geht den Weg über die Klassifizierung der Symptome und hilft so rasch und meist ohne große Zusatzdiagnostik zu einer praxistauglichen Einschätzung.*

Clark, A. H.: Das vestibuläre System – eine Kurzbeschreibung. In: Biesinger, Eberhard/Iro, Heinrich (Hg.): Schwindel. HNO Praxis heute. Berlin/Heidelberg: Springer 2007, S. 10–21.

Eckhardt-Henn, A./Tschan, R./Best, C./Dieterich, M.: Somatoforme Schwindelsyndrome. In: *Nervenarzt* 80, 2009: 909–917.

Ernst, Arneborg/Basta, Dietmar: Gleichgewichtsstörungen. Diagnostik und Therapie beim Leitsymptom Schwindel. 2. überarbeitete und erweiterte Auflage 2016. Stuttgart: Thieme. *229 Seiten, 214 Abbildungen. Das HNO-ärztliche Pendant zu Brandts „Vertigo" mit einem ausführlicheren HNO-Diagnose-Anteil.*

Ernst, Klaus: Psychiatrische Versorgung heute. Konzepte, Konflikte, Konsequenzen. Stuttgart: Kohlhammer, 1998.

Fife, T. D./Iverson, D. J./Lempert, T./Furman, J. M./Baloh, R. W./Tusa, R. J./Hain, T.C./Herdman, S./Morrow, M. J./Gronseth, G. S.: Practice Parameter: Therapies for Benign Paroxysmal Positional Vertigo. An Evidence-Based Review. In: *Neurology,* 70 (22), 2008: 2067–74. DOI: 10.1212/01.wnl.0000313378.77444.ac.

Finzen, Asmus: Schizophrenie. Die Krankheit verstehen. Köln: Psychiatrie-Verlag, 1993, S. 141 ff.

Jaspers, Karl: Allgemeine Psychopathologie. 9., unveränderte Auflage 1973. Berlin/Heidelberg: Springer.

Lamparter, U.: Schwindel. In: Ahrens u. a. (Hg.): Psychosomatik in der Neurologie. Stuttgart: Schattauer, 1995, S. 122–151.

Reiß, Michael/Reiß, Gilfe: Gleichgewichtsdiagnostik. Videonystagmographie und neue Untersuchungsmethoden. Berlin/Heidelberg: Springer, 2015.

Rudolph, G. A. E: Schwindel bei seelischen Erkankungen. In: Stoll, Wolfgang (Hg.): Differentialdiagnose Schwindel. Berlin/Heidelberg: Springer, 1998, S. 139–147.

Schädler, Stefan: Gleichgewicht und Schwindel. München: Urban und Fischer, 2016. *269 Seiten. Stefan Schädler hat spezifische Anleitungen für unterschiedliche Problemstellungen erarbeitet und illustriert dargestellt.*

Scherer, Hans: Das Gleichgewicht. 2. Auflage 1997. Berlin/Heidelberg: Springer. *495 Seiten. Vergriffen, nur als eBook erhältlich, aber allein schon als Grundlagenwerk erwähnenswert.*

Staab, Jeffrey P.: Chronic Subjective Dizziness. In: *Continuum* 18 (5), 2012: 1118–1141. DOI: 10.1016/j.otc.2008.09.011

Walther, L. E/Hörmann, K./Bloching, M./Blödow, A.: Rezeptorfunktion der Bogengänge. Teil 1: Anatomie, Physiologie, Diagnostik und Normalbefunde. In: *HNO* 60, 2012, S. 75–88.

Wolpe, Joseph: Psychotherapy By Reciprocal Inhibition. Palo Alto, CA: Stanford University Press, 1958.

Yardley, L./Redfern, M. S.: Psychological factors influencing recovery from balance disorders. In: *J Anxiety Disord;* 15, 2001: 107–19. DOI: 10.1016/s0887-6185(00)00045-1

Glossar

Aminoglykoside: Gruppe von Antibiotika, zu der Gentamyzin und Streptomyzin gehören

Anamnese: Krankheitsgeschichte

Antidepressivum: zusammenfassende Bezeichnung für Psychopharmaka, die auf medikamentösem Wege eine depressive Einengung bessern können

Bogengänge: anatomische Struktur des Gleichgewichtsorgans; erfassen Drehbewegungen

Diagnose: Krankheitsbezeichnung

Diuretika: harntreibende Medikamente

Endolymphatischer Hydrops: überprall gefüllte Gleichgewichts- und Gehörschläuchelchen

Endolymphe: Flüssigkeit im häutigen Anteil des Innenohrs

IGeL: Individuelle Gesundheitsleistung, die nicht von den gesetzlichen Kassen erstattet wird

Körpereigenfühler: kleinste Nervenendigungen (-spindelchen) in den Muskeln

limbisches System: Hirnstruktur, die maßgeblich an der emotionalen Verarbeitung beteiligt ist

Morbus (lat.): Krankheit

Nystagmus: Augenzittern durch ruckartige, unwillkürliche Augenbewegungen. Dabei werden eine schnelle und eine langsame Phase beobachtet.

Otolithen: wörtlich: Ohrsteinchen; Kalkkristalle in der Gleichgewichtsmembran

Perilymphe: Flüssigkeit um den häutigen Anteil des Innenohrs herum

Placebo (lat.: „ich möge nutzen"): Medikament ohne pharmakologisch nachgewiesenen Wirkstoff

Psyche: das griechische Fachwort für Seele

Sacculus (lat.): Säckchen: Mit Steinchen (Otolithen) beladener Anteil des Gleichgewichtsorgans

Saccus endolymphaticus (lat.): Sack, in dem die Endolymphe aufgenommen und abtransportiert (resorbiert) wird; nicht zu verwechseln mit dem Sacculus

Schnecke: das Hörorgan

Symptome: klinische Zeichen

Utriculus: anatomische Struktur im Gleichgewichtsorgan: das Bläschen, auf dem die drei Bogengänge aufsitzen

vestibulookkulärer Reflex: Reflex, der durch direkte Nervenschaltungen zwischen dem Gleichgewichtsorgan (Vestibulum) und dem Auge (Okulum) installiert ist

Register

Mabuse-Verlag

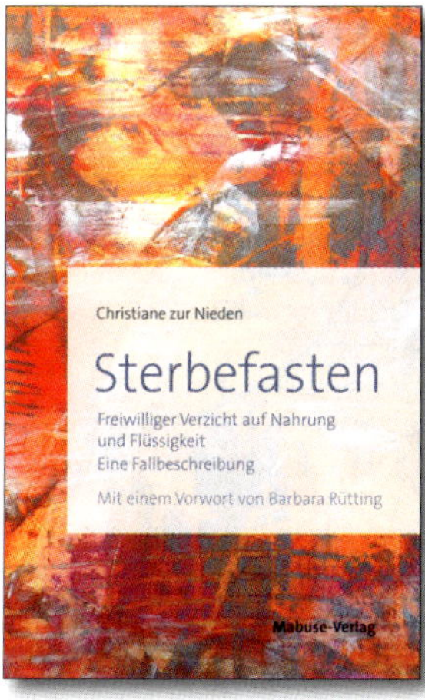

Christiane zur Nieden
Sterbefasten
Freiwilliger Verzicht auf Nahrung und Flüssigkeit – Eine Fallbeschreibung
Mit einem Vorwort von Barbara Rütting

Der freiwillige Verzicht auf Nahrung und Flüssigkeit, um zu sterben – Sterbefasten genannt – ist eine natürliche Form des Sterbens. Christiane zur Nieden beschreibt authentisch, wie sie ihre Mutter beim Sterbefasten begleitete und welche Gedanken und Gefühle sie selbst durchlebte.
179 S., 19,95 EUR,
ISBN 978-3-86321-337-4

»Jeder der sich, sei es als Betroffener, Angehöriger oder professionell Begleitender, mit dieser Thematik auseinandersetzt, sollte dieses Buch lesen.« (https://nahrungsverweigerung.de)

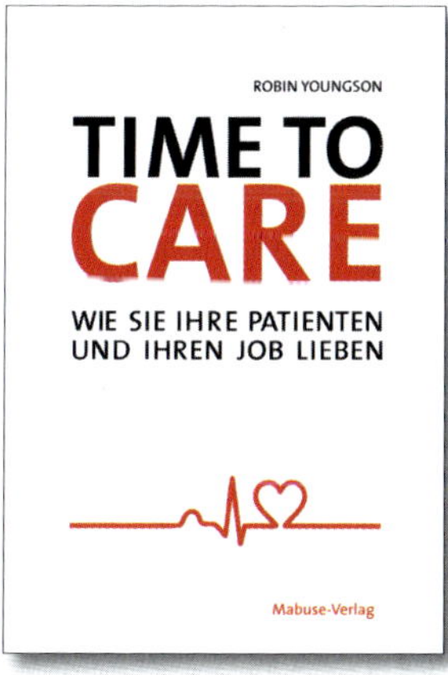

Robin Youngson
Time to Care
Wie Sie Ihre Patienten und Ihren Job lieben

Das Buch des international bekannten, neuseeländischen Arztes Robin Youngson zeigt allen im Gesundheitswesen Tätigen Auswege aus Stress und Burn-out. Es beschreibt, wie man in seinen Berufsalltag wieder Freude, Erfüllung, Wohlbefinden und Widerstandsfähigkeit hineinbringt.
315 S., 24,95 EUR,
ISBN 978-3-86321-318-3

»Das Buch stellt Fragen und gibt Antworten für eine menschliche und mitfühlende Medizin. Praktische Tipps machen es zu einem realitätsnahen Ratgeber.« (Prof. Jan Schulze, Ärztekammer Sachsen)

Mabuse-Buchversand

Buchhandlung für alle Gesundheitsberufe und Partnerbuchhandlung des Deutschen Hebammenverbandes

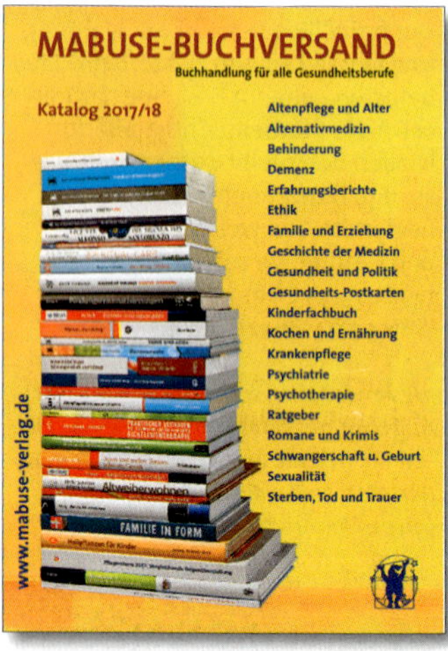

Der Mabuse-Buchversand bietet eine große Auswahl an Fachliteratur für alle Gesundheitsberufe.

In unserem Online-Shop können Sie darüber hinaus jedes lieferbare Buch bequem recherchieren und bestellen.

Mit Ihrer Bestellung beim Mabuse-Buchversand unterstützen Sie den unabhängigen Buchhandel und fördern die gesundheitspolitische Arbeit unserer Zeitschrift und des Mabuse-Verlages!

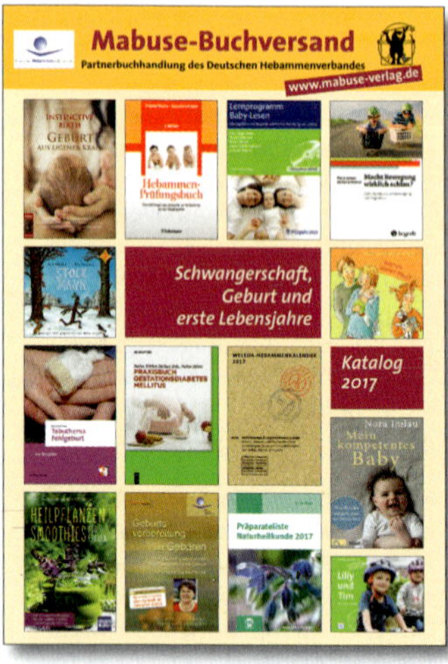

Jährlich neu erscheint unser Hauptkatalog, in dem wir Sie umfassend und aktuell über Publikationen aus allen relevanten Themenbereichen informieren.

Speziell für Hebammen und junge Eltern gibt es unseren Katalog „Schwangerschaft, Geburt und erste Lebensjahre".

Wir freuen uns, wenn Sie Exemplare unserer Kataloge anfordern und auch an KollegInnen und Freunde weiterreichen oder sie in der Klinik, an der Uni oder in der Praxis auslegen.

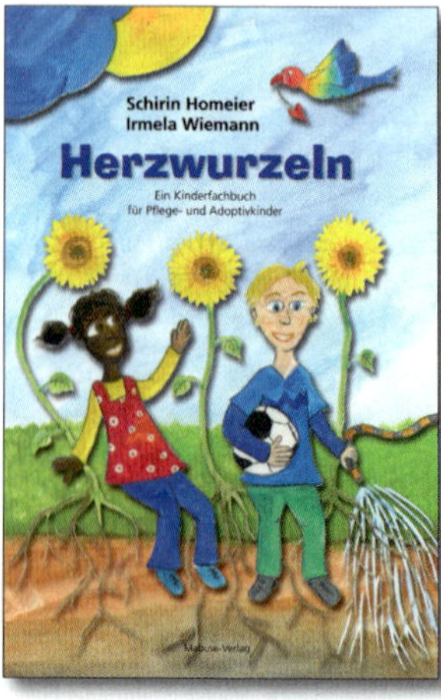

Schirin Homeier, Irmela Wiemann

Herzwurzeln

Ein Kinderfachbuch für Pflege- und Adoptivkinder

Durch eine liebevoll illustrierte Bildergeschichte und einen altersgerechten Informationsteil erhalten Pflege- und Adoptivkinder sowie deren Bezugspersonen in diesem Buch Erklärungen und Anleitungen, um ihre spezielle Situation besser zu verstehen und anzunehmen. Ein prägnanter Ratgeberteil für Erwachsene rundet das Kinderfachbuch ab.
175 S., 22,95 EUR, vierfarbig,
ISBN 978-3-86321-226-1

»Ein Buch, das Jugendämter allen betroffenen Familien zur Verfügung stellen sollten.« (Beratung Aktuell)

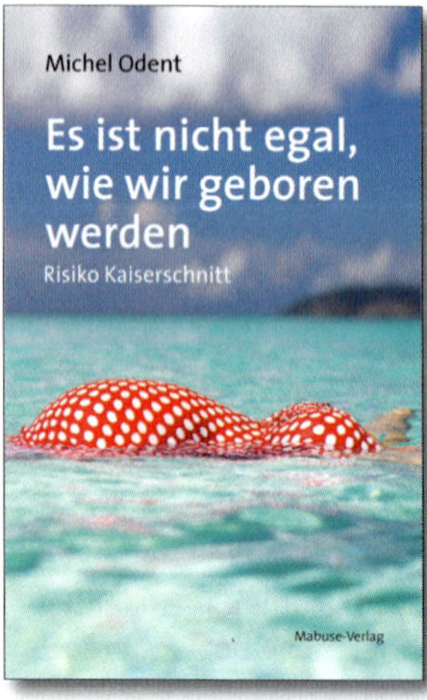

Michel Odent

Es ist nicht egal, wie wir geboren werden

Risiko Kaiserschnitt

Der bekannte Arzt und Geburtshelfer kritisiert ein „industrialisiertes Geburtenmanagement" und Kliniken, die den Kaiserschnitt auch ohne medizinische Notwendigkeit durchführen. Eindrücklich beschreibt er die weitreichenden körperlichen und psychischen Konsequenzen: von der Häufigkeit von Allergien bis hin zum Einfluss auf die Mutter-Kind-Bindung.
177 S., 19,95 EUR,
ISBN 978-3-86321-242-1

»Eine Pflichtlektüre für alle, die mit Schwangeren, Gebärenden und Wöchnerinnen zu tun haben.« (Hebammenforum)

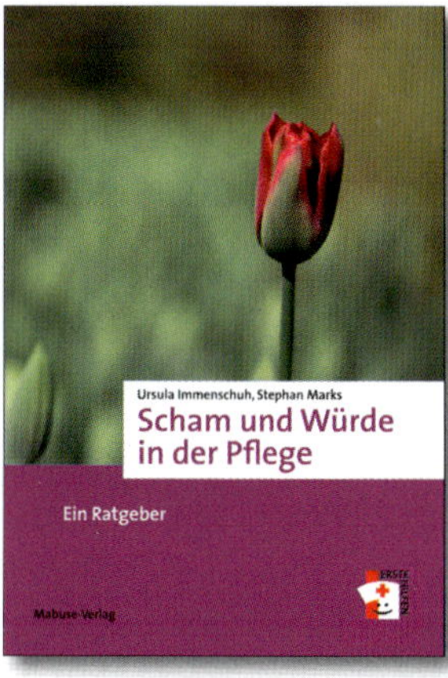

Ursula Immenschuh / Stephan Marks

Scham und Würde in der Pflege

Ein Ratgeber

Anschauliche Beispiele zeigen, hinter welchen Masken sich Scham verbergen kann und welche Rahmenbedingungen den angemessenen Umgang mit Schamgrenzen erschweren. Eine einzigartige Unterstützung für alle, die Pflege menschenwürdig gestalten wollen!
114 S., 16,90 EUR,
ISBN 978-3-86321-177-6

»Dieses Buch ist sowohl für pflegende Laien, als auch für professionell Pflegende uneingeschränkt empfehlenswert.« (Krankenpflege/Soins infirmiers)

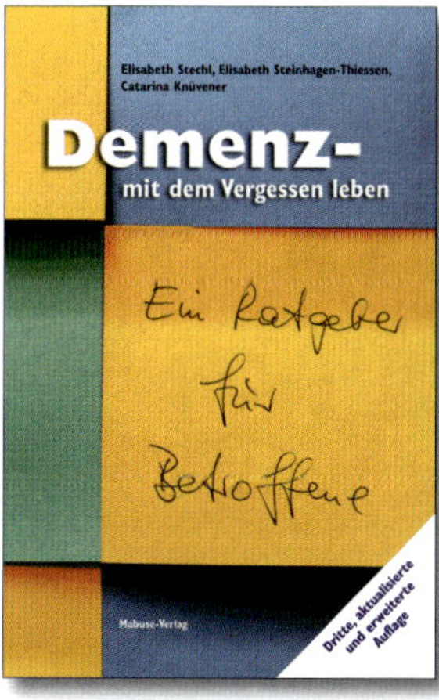

E. Stechl / E. Steinhagen-Thiessen u. a.

Demenz – mit dem Vergessen leben

Ein Ratgeber für Betroffene

Das Buch richtet sich an Menschen mit Demenz im Frühstadium, an Angehörige und andere Menschen, die verstehen möchten, wie sich eine demenzielle Erkrankung für die Betroffenen anfühlt.
Die Autorinnen zeigen, wo und wie sich das Leben mit Demenz leichter machen lässt. Außerdem verschafft das Buch einen aktuellen Überblick über die Leistungen der Pflegeversicherung und der Familienpflegezeit.
130 S., 19,95 EUR,
ISBN 978-3-86321-299-5

»Ein alltagsnaher, angenehm leicht zu lesender Ratgeber mit treffenden Zitaten von Betroffenen und Angehörigen.« (Ergotherapie & Rehabilitation)

nd (portofreie Lieferung!)

Unser Service:

- portofreie Lieferung (im Inland)
- persönliche und kompetente Beratung
- individuelle Betreuung von Geschäftskunden
- regelmäßige Newsletter mit Informationen zu neuen Büchern
- Geschenk-Gutscheine
- Organisation von Büchertischen
- mit viel Fachkompetenz zusammengestellte, große Auswahl an Büchern, DVDs, CD-ROMs
- einmalige Non-Book-Geschenkideen
- die Besorgung aller lieferbaren Bücher, E-Books, Kalender, CDs, DVDs, Spiele etc.

Postkarten für alle Gesundheitsberufe

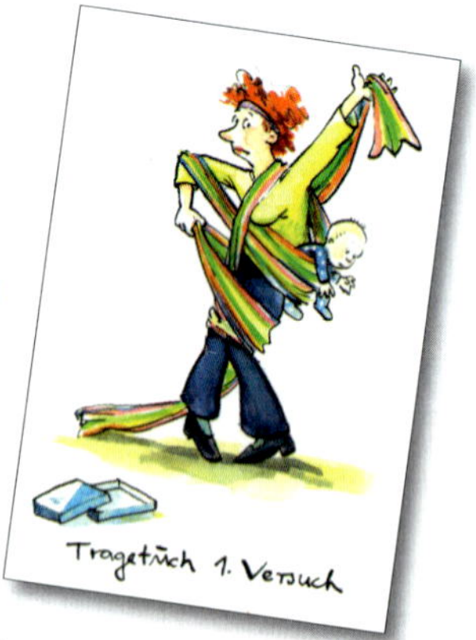

Neben den Postkarten für alle Gesundheitsberufe haben wir auch eine Nonbook-Linie mit speziellen Produkten für Hebammen im Sortiment:

Hebamuse

Mabuse-Buchversand
Tel.: 069-70 79 96-16
Fax: 069-70 41 52
buchversand@mabuse-verlag.de

use – Zeitschrift für alle Gesund

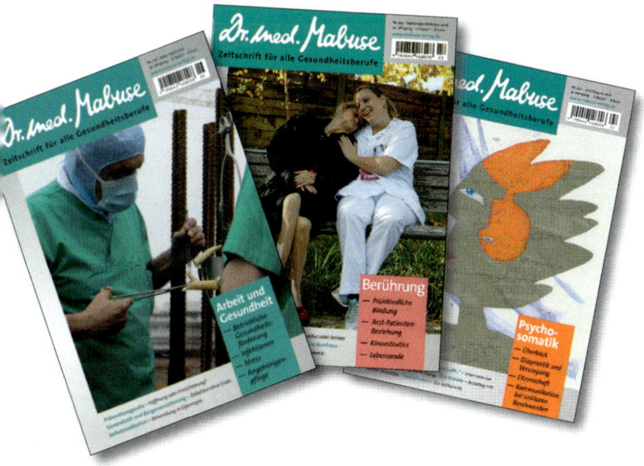

ospizarbeit (229) • Aus- und Weiterbildung (228) • Würde
esundheit und Medien (224) • Berührung (223) • Psycho-
ıst und Gesundheit (218) • Anthroposophie (217) • Psychiatrie
(214) • Trauma (213) • Mobilität (212) • Pflege heute (211)

… ich mich freue, dass hier kritischer Journalismus ernst genommen wird und ein berufsübergreifender Austausch auf Augenhöhe stattfindet!"

Lisa Schmidt, Studentin Gesundheitsmanagement und Qualitätsentwicklung an der Alice Salomon Hochschule in Berlin

… hier der kritische Geist nicht verbittert ist. Die Beiträge sind kämpferisch, aber kreativ (und manchmal humorvoll). Die Themen sind wichtig. Wir brauchen weiter unseren Idealismus, Mabuse hält ihn am Leben."

Dr. Christiane Schwarz, Hebamme und wissenschaftliche Mitarbeiterin an der Medizinischen Hochschule Hannover, AG Hebammenwissenschaft.

Mabuse-Verlag

Der **Mabuse-Verlag** ist der einzige kritische und unabhängige Verlag für Gesundheit und Medizin. Wir veröffentlichen Fach- und Sachbücher, Ratgeber sowie wissenschaftliche Publikationen u. a. zu folgenden Themen: Kranken- und Altenpflege, Gesundheitspolitik, Demenz, Schwangerschaft und Geburt, Menschen mit Behinderung, Medizin- und Pflegegeschichte sowie Psychiatrie. Außerdem werden in unserer Reihe „Bücher für starke Kinder" schwierige Sachverhalte altersgerecht erklärt.

Seit mehr als 40 Jahren engagieren wir uns mit der Zeitschrift **Dr. med. Mabuse** und unseren Büchern für ein solidarisches Gesundheitswesen. Der Dialog zwischen den Berufsgruppen im Gesundheitswesen liegt uns besonders am Herzen. Unsere Publikationen wenden sich nicht nur an Fachkräfte, sondern an alle Interessierten.

Der **Mabuse-Buchversand** ist eine Fachbuchhandlung für alle Gesundheitsthemen und besorgt darüber hinaus jedes lieferbare Buch.
Bestellen Sie bequem in unserem Online-Shop oder lassen sich von unseren kompetenten BuchhändlerInnen beraten.

Wir liefern portofrei!

Mabuse-Verlag GmbH
Kasseler Straße 1 a
60486 Frankfurt am Main
Tel.: 069-70 79 96-0
Fax.: 069-70 41 52
info@mabuse-verlag.de
www.mabuse-verlag.de

Schauen Sie doch mal vorbei.
Ihr „Gefällt mir!" würde uns gefallen!

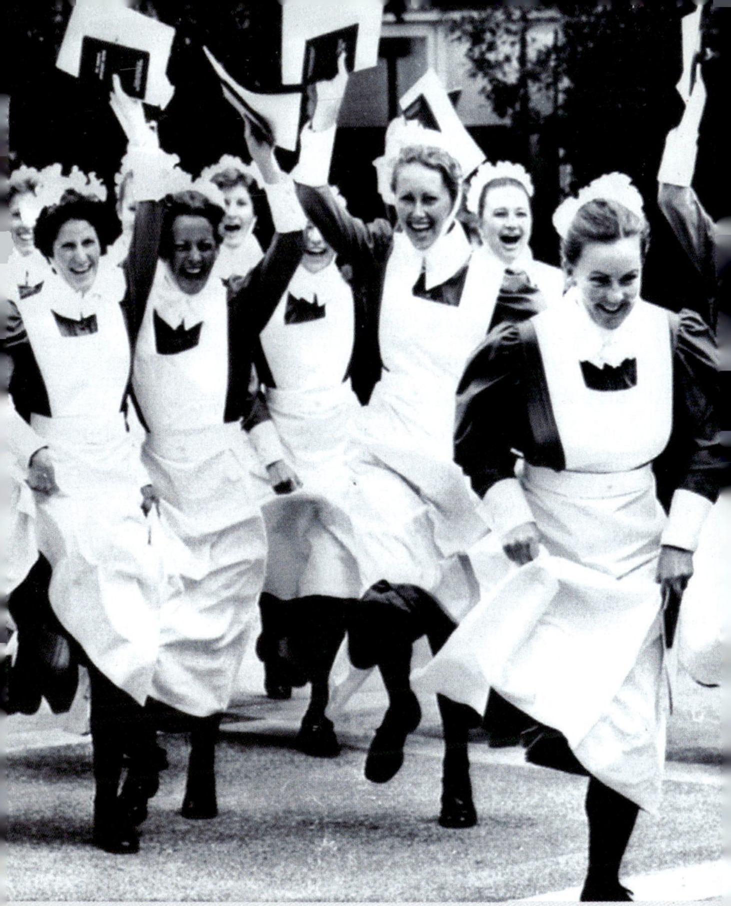

Der Mabuse-Verlag stellt sich vor:

Dr. med. Mabuse

Mabuse-Verlag

Mabuse-Buchversand

www.mabuse-verlag.de

Bitte senden Sie mir:

O ____Exemplar/e des *Dr. med. Mabuse* – kostenlos zum Kennenlernen
O ____Verlagsprospekt/e
O ____Buchkatalog/e für alle Gesundheitsberufe
O ____Buchkatalog/e Schwangerschaft, Geburt und erste Lebensjahre

Ich möchte folgenden Newsletter erhalten:

O Neuerscheinungen und Angebote für alle Gesundheitsberufe
O Neuerscheinungen und Angebote für Hebammen und junge Eltern

Ich interesse mich für eine **finanzielle Beteiligung** als Stiller Gesellschafter im Mabuse-Verlag.

O Bitte senden Sie mir einen Beteiligungsprospekt.

Bitte einsenden oder faxen an:
Mabuse-Verlag • Postfach 90 06 47 • 60446 Frankfurt • Fax: 069-70 41 52

____
Vorname / Name

____
Straße / Nummer

____
Postleitzahl / Ort

____
Telefon- / Faxnummer

____
E-Mail

____
Beruf (freiwillige Angabe, damit wir Ihnen gezieltere Informationen zukommen lassen können)

Dieses Faltblatt fand ich in ....